CONTRIBUTION A L'ÉTUDE

DES

ALTÉRATIONS NON CONGÉNITALES

DE LA

VALVULE TRICUSPIDE

FRÉQUENCE — PATHOGÉNIE — ESSAI DE CLASSIFICATION

Par J. RUBINO

DOCTEUR EN MÉDECINE

Ancien externe des Hôpitaux de Marseille (Concours 1877).
Ex-Interne des mêmes Hôpitaux (Concours 1879),
Ancien Interne de la Maternité,
Lauréat de l'École de Médecine (Concours 1877-78).

Feci quod potui, faciant meliora potentes.

MONTPELLIER

TYPOGRAPHIE ET LITHOGRAPHIE BOEHM ET FILS

IMPRIMEURS DE LA GAZETTE HEBDOMADAIRE DES SCIENCES MÉDICALES
ÉDITEURS DU MONTPELLIER MÉDICAL, DE LA REVUE DES SCIENCES NATURELLES.

1884

CONTRIBUTION A L'ÉTUDE

DES

ALTÉRATIONS NON CONGÉNITALES

DE LA

VALVULE TRICUSPIDE

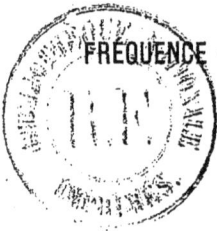

FRÉQUENCE — PATHOGÉNIE — ESSAI DE CLASSIFICATION

Par J. RUBINO

DOCTEUR EN MÉDECINE

Ancien externe des Hôpitaux de Marseille (Concours 1877),
Ex-Interne des mêmes Hôpitaux (Concours 1879),
Ancien Interne de la Maternité,
Lauréat de l'École de Médecine (Concours 1877-78).

Feci quod potui, faciant meliora potentes.

———————

MONTPELLIER

TYPOGRAPHIE ET LITHOGRAPHIE BOEHM ET FILS

IMPRIMEURS DE LA GAZETTE HEBDOMADAIRE DES SCIENCES MÉDICALES
ÉDITEURS DU MONTPELLIER MÉDICAL, DE LA REVUE DES SCIENCES NATURELLES.

1884

À MES PARENTS

A LA MÉMOIRE DE MON REGRETTÉ MAITRE

Le Professeur A. FABRE

A LA FAMILLE GEORGES COUVE

RUBINO.

AVANT-PROPOS.

Avant d'aborder notre sujet, nous avons un devoir à remplir, une dette sacrée à acquitter, celle de la reconnaissance envers tous ceux qui, de près ou de loin, ont contribué à notre éducation médicale.

Il nous eût été bien doux de pouvoir présenter cette étude sous les auspices de notre regretté Maître, M. le professeur A. Fabre. C'est lui qui nous a inspiré dans le choix de notre sujet, et qui n'a cessé de nous prodiguer ses encouragements dans le cours de notre carrière des hôpitaux.

La Providence, dans ses impénétrables desseins, en a décidé autrement. Après avoir ravi à notre amitié le professeur A. Richaud, dont les lumières nous eussent été d'un si grand secours, elle a brusquement enlevé à notre affection M. Fabre, nous privant de l'honneur de lui offrir notre premier travail.

Peut-être n'en étions nous pas assez digne !

Que nos Maîtres dans les Hôpitaux et à l'École de Médecine, dont nous avons suivi avec fruits les savantes leçons, veuillent bien accepter ce témoignage public de notre reconnaissance.

M. le professeur Magail a mis, avec une amabilité dont il a seul le secret, sa vaste bibliothèque à notre disposition ; nous y avons puisé de précieux renseignements. Nous l'en remercions vivement, et nous sommes heureux de saisir cette occasion pour lui témoigner notre profonde sympathie.

Merci à nos collègues d'Internat, MM. Boy, Schnell, Pitral et Oddo, qui nous ont communiqué des observations sur le sujet qui nous intéresse, et nous ont aidé dans nos recherches bibliographiques.

Nos excellents amis, les Drs A. Maurel et Léon d'Astros, chefs de Clinique à l'École de Médecine, ne nous ont marchandé ni leur temps ni leurs conseils ; nous les prions d'agréer l'expression de notre vive gratitude.

CONTRIBUTION A L'ÉTUDE

DES

ALTÉRATIONS NON CONGÉNITALES

DE LA

VALVULE TRICUSPIDE

FRÉQUENCE. — PATHOGÉNIE. — ESSAI DE CLASSIFICATION.

EXPOSITION ET DIVISION DU SUJET.

Pendant le cours de notre Internat dans les Hôpitaux de Marseille, nous avons eu plusieurs fois l'occasion de rencontrer dans les autopsies des altérations organiques de la valvule tricuspide. Étonné du silence de la plupart des auteurs sur ces lésions, et du peu de cas qu'en faisaient jusqu'ici ceux qui en ont parlé dans leurs écrits, nous avons recueilli avec soin tous les faits de ce genre que nous avons pu trouver, nous proposant de les étudier d'une manière spéciale et d'en faire le sujet de notre Thèse inaugurale.

Nous nous sommes surtout attaché, dans ce modeste travail, à faire ressortir la fréquence de ces lésions, fréquence déjà signalée par Duroziez. Nous avons essayé d'en indiquer la pathogénie, et, en présence des opinions si diverses des auteurs, nous avons tenté, pour mettre un peu de clarté dans la question, d'en faire un essai de classification.

Loin de nous la sotte prétention d'avoir fait une œuvre irréprochable : notre étude présente une foule de lacunes à combler, car bien des points de l'histoire de ces lésions sont encore dans l'obscurité la plus complète.

Nous n'apporterons rien de nouveau, sinon des faits nouveaux ; c'est de l'examen approfondi de ceux-ci que nous avons tiré les quelques Conclusions que nous exposons à la fin de notre travail.

Nous avons laissé de côté le Diagnostic, car pour le moment il nous paraît impossible de pouvoir l'établir. De tous les cas, en effet, qu'il nous a été donné d'observer, dans aucun la lésion organique de la tricuspide n'a été diagnostiquée ; l'examen cadavérique seul a permis de reconnaître la lésion.

Nous avons divisé notre étude en deux parties. Dans la première partie, après avoir exposé en peu de mots quelques considérations anatomiques sur la valvule tricuspide, nous consacrons un premier chapitre à l'Historique, que nous esquissons à grands traits. Dans le deuxième chapitre, nous démontrons la fréquence des altérations de la tricuspide, et, après avoir dit quelques mots sur la Pathogénie et l'Étiologie de ces lésions, nous avons essayé d'en faire un classement basé sur l'Étiologie et sur l'Anatomie pathologique.

Des considérations sur le Diagnostic terminent cette première partie.

La deuxième partie de notre Thèse est réservée aux Observations et à nos Conclusions. Tel est, exposé en quelques mots, le modeste travail, fruit de longues études, que nous soumettons à nos Juges, et persuadé, que nous sommes, qu'ils tiendront compte de nos efforts, nous réclamons toute leur indulgence.

PREMIÈRE PARTIE.

CONSIDÉRATIONS ANATOMIQUES.

Le cœur droit, dont les parois sont d'une épaisseur bien moins considérable que celles du cœur gauche, est composé, comme son congénère, de deux parties : l'une, postéro-supérieure, c'est l'oreillette ; l'autre, antérieure et inférieure, le ventricule.

De même que pour le cœur gauche, ces deux parties sont séparées par un anneau fibreux qui circonscrit un orifice mettant en communication les deux cavités du cœur droit. Sur les bords de cet orifice est inséré un voile membraneux, composé de trois parties qui constituent la valvule tricuspide. A l'état sain, voici quelle est la disposition de ces parties : L'orifice auriculo-ventriculaire droit présente une forme elliptique, à grand axe antéro-postérieur ; son aire est située dans un plan à peu près horizontal et légèrement incliné à droite et en arrière ; les dimensions de cet orifice sont en moyenne, d'après les recherches de Bizot [1] :

Chez l'Homme : Circonf. 123 ᵐᵐ ; Diam. 41 ᵐᵐ.
Chez la Femme : — 107 — 35.

La valvule tricuspide, qui sert à obturer l'orifice auriculo-ventriculaire, est composée, comme l'indique son nom, de trois parties ou valves ; l'une de ces valves correspond à la paroi antérieure du ventricule et reçoit un faisceau de cordons tendineux partant du muscle papillaire antérieur ; la seconde valve, valve postérieure, que d'après Cruveilhier [2] on peut réunir à la troisième, ou valve

[1] Sappey ; Traité d'anatomie, 1880.
[2] Cruveilhier ; Traité d'anat. descriptive, tom. III, pag. 12.

interne, comme n'en formant qu'une seule, répond à la paroi postérieure du ventricule et à la cloison interventriculaire ; elle occupe toute la moitié postérieure de l'ellipse formée par l'orifice tricuspide et reçoit les cordons tendineux du groupe musculaire postérieur. Il y a en outre deux languettes valvulaires intermédiaires, situées, l'une entre les valves antérieure et postérieure, l'autre entre la valve postérieure et la valve interne ; la première de ces languettes est peu développée et manque quelquefois ; la deuxième est constante, et présente parfois un développement aussi considérable que la valve interne.

De ces trois lames valvulaires qui composent la tricuspide, la plus importante, tant au point de vue de ses dimensions qu'au point de vue fonctionnel, c'est la valve antérieure ; c'est elle aussi qui est d'ordinaire le plus altérée. Sa forme est irrégulièrement quadrilatère ; les cordages tendineux qui viennent s'insérer sur cette valve forment, en s'anastomosant, une grande arcade à concavité dirigée en avant, qui représente le bord libre de la valvule. D'après Marc Sée[1], cette arcade, tendue à ses deux extrémités par des faisceaux musculaires, s'appliquerait intimement, pendant la systole ventriculaire, sur la cloison, de façon à ne laisser subsister entre le bord libre de la valve et le septum aucun interstice permettant au sang de s'introduire sous la valve, pour pénétrer dans l'orifice tricuspide et à rendre ainsi l'occlusion complète à ce niveau.

Le bord adhérent de la valvule triglochine est fixé au pourtour de l'orifice auriculo-ventriculaire ; il reçoit un grand nommbre de cordages tendineux et donne attache en même temps à des colonnes charnues.

Le bord libre où viennent s'insérer, en s'entrecroisant, les petits tendons des muscles papillaires, est, pour cette cause, plus épais que la partie centrale des lames à ce niveau ; la membrane

---

[1] Marc Sée ; Du fonctionnement des valvules auriculo-ventriculaires, in Archives de Physiol. 1874.

valvulaire est extrêmement mince et souple, elle se plisse avec
une grande facilité lors du rapprochement des cordages, et s'ac-
cole exactement aux parties sous-jacentes. Ce bord libre présente
d'une façon constante trois points libres d'adhérences; il est
découpé et comme festonné irrégulièrement, au point que certains
auteurs ont admis que la valvule tricuspide était formée de quatre et même de six dentelures. Nous avons rencontré dans une
autopsie une valvule de ce genre : elle était composée de quatre
valves bien distinctes par scission de la valve antérieure; il existait de plus les deux languettes intermédiaires aux valves, mais
celles-ci étaient plus petites qu'à l'ordinaire. Ces détails, qui
pourraient paraître des longueurs superflues, ont bien leur uti-
lité : il est, selon nous , important de bien connaître ces particu-
larités anatomiques de la valvule tricuspide, afin de n'être pas
tenté de mettre sur le compte d'une lésion morbide ce qui ne
serait que le fait d'un état normal particulier.

La surface supérieure de la valvule, qui regarde l'oreillette,
est complètement lisse à l'état sain, et dirigée vers l'axe du
ventricule. La surface inférieure, au contraire, celle qui regarde
les parois ventriculaires, présente un aspect rugueux, inégal, dû
aux petits cordages tendineux qui viennent s'y insérer.

La valvule tricuspide est moins épaisse que la mitrale ; elle
est souple et transparente à l'état normal, et obture d'une facon
complète l'orifice auriculo-ventriculaire droit.

Au point de vue fonctionnel, voici, d'après Marc Sée[1], comment
se fait l'occlusion de l'orifice tricuspide par la valvule : Cette
occlusion résulterait de l'application intime de la valve antérieure et de la valve postérieure sur la cloison interventriculaire, qui serait elle-même recouverte par la valve interne ; de
plus, la contraction des parois musculaires externes du ventricule contribue à rendre encore plus complète l'application de ces
valves sur la cloison.

[1] Marc Sée ; Arch. de Pysiol., 1874, *loc. cit.*

Tels sont, exposés d'une façon succincte, l'aspect présenté
par l'orifice et la valvule tricuspide à l'état normal, et le méca-
nisme fonctionnel de ces lames valvulaires, que nous verrons
si souvent modifiées sous l'influence morbide, dans le cours de
ce travail.

CHAPITRE PREMIER.

APERÇU HISTORIQUE.

Les maladies du cœur, en général, ont donné lieu à une foule
de travaux scientifiques dont la plupart ont pris rang, avec juste
raison, parmi les ouvrages classiques. Mais dans presque tous
on a surtout étudié les lésions du cœur gauche ; quant à celles
qui occupent le cœur droit, et surtout l'orifice et la valvule
tricuspide, les auteurs les signalent en passant, plutôt qu'ils ne
les décrivent, rebutés par la rareté de ces lésions, qui, à leurs
yeux, manquent par cela même d'intérêt.

C'est ainsi que, sans remonter trop loin dans la science,
nous ne trouvons dans l'œuvre si remarquable de Bouillaud [1]
que quatre faits de lésions ayant atteint le cœur droit ; et encore
ces faits ne lui sont pas personnels, il les a empruntés à différents auteurs ; il pense du reste que ces cas exceptionnels peu-
vont être considérés comme des exemples d'endocardite siégeant
à droite ; aussi il avoue y attacher peu d'importance.

Plus près de nous, Stockes [2] est plus explicite encore au
sujet des lésions du cœur droit ; c'est en ces termes qu'il montre
le cas que doit en faire le praticien : « Les maladies de la valvule tricuspide sont rares, dit-il, comparativement aux maladies
analogues du côté gauche ; et cette rareté relative est si grande

[1] Bouillaud ; Traité clinique des maladies du cœur, 1834.
[2] Stockes ; Traité des maladies du cœur et de l'aorte, traduit par Sénac, 1864,
pag. 165.

que le clinicien peut s'occuper exclusivement des affections valvulaires mitrale et aortique.

Niemeyer [1] regarde le rétrécissement tricuspidien comme étant d'une rareté extraordinaire. — Bucquoy [2], dans ses *Leçons cliniques*, dit : «Ce n'est qu'exceptionnellement que vous trouverez à l'autopsie des traces d'endocardite ancienne à l'orifice tricuspide.» — Et un peu plus loin, dans ces mêmes Leçons : «Vous savez déjà parfaitement que les lésions d'orifices dont l'origine est l'endocardite sont aussi rares dans le cœur droit qu'elles sont fréquentes à gauche. — Ne vous attendez par conséquent à rencontrer qu'exceptionnellement aux orifices des cavités droites ces altérations, si communes du côté gauche. »

Duroziez [3] appela un des premiers l'attention du monde médical sur la fréquence, niée jusqu'alors, des lésions valvulaires à droite. En 1868, il publia dix observations de rétrécissement de la tricuspide, observations sur lesquelles nous aurons à revenir dans le cours de notre travail.

Maurice Raynaud [4], dans le *Nouveau Dictionnaire de Médecine et de Chirurgie pratiques*, considère les altérations de la tricuspide d'origine organique proprement dite comme très rares ; pour lui, elles sont toujours associées à des lésions semblables du cœur gauche, et ne sont que consécutives à ces lésions.

Les auteurs de l'article *Cœur* du *Dictionn. de Dechambre*, MM. Potain et Rendu [5], insistent aussi sur la rareté excessive des altérations de la tricuspide par cause inflammatoire.

Dans sa Thèse inaugurale, Marchesi [6] cite deux faits nouveaux d'insuffisance avec léger degré de rétrécissement de la

[1] Niemeyer ; Éléments de path. int. et de thérap. Paris, 1866.

[2] Bucquoy ; Leçons cliniques sur les maladies du cœur, in Union médicale, 26 janvier 1869.

[3] Duroziez ; Du rétr. de la tricuspide, in Gaz. des Hôp., 1868.

[4] Maurice Raynaud, in Dict. de Jaccoud, art. Cœur, 1872.

[5] Potain et Rendu ; Dict. encycl. des Scienc. méd., 1879, art. Cœur.

[6] Marchesi ; Étude sur les altérations de la tricuspide. Thèse de Montpellier, 1877.

tricuspide, accepte la plus grande fréquence de la lésion, regardée d'ordinaire comme très rare, mais insiste surtout sur l'insuffisance fonctionnelle.

En 1881, dans une note lue à la Société de Médecine de Paris, Duroziez [1] rapporta sept cas d'insuffisance tricuspide pure.

A la même époque, un médecin anglais, le Dr Bedford Fenwick [2] publia une statistique dans laquelle il avait pu réunir quarante-six observations de rétrécissement tricuspidien, parues dans les divers journaux depuis 1825.

Enfin en 1883, M. le professeur agrégé Baumel [3], dans sa thèse d'agrégation sur les *Lésions non congénitales du cœur droit*, résume l'état actuel de la science sur la question qui nous occupe. Nous nous permettrons de puiser souvent dans son travail, que nous aurons l'occasion de citer plusieurs fois dans le cours de notre étude.

Pour notre propre compte, nous avons pu réunir pendant notre internat dans les hôpitaux de Marseille douze cas nouveaux d'altérations chroniques de la tricuspide ; sur ces douze cas, neuf nous sont personnels, les trois autres nous ont été communiqués par nos collègues d'internat.

Ce sont ces observations recueillies avec beaucoup de soin, jointes à cinq autres cas récents publiés dans la science et appartenant à Duguet [4], à Chiotti [5], à Langer [6] et à Lépine [7], que nous nous proposons d'étudier.

[1] Duroziez; Note à la Soc. de Méd. de Paris, 12 novembre 1881.

[2] Bedford Fenwick ; Transactions of the path. Society, 1881.

[3] Baumel ; Thèse d'agrégation. Paris, 1883.

[4] Duguet ; De l'apoplexie pulmonaire. Thèse pour l'agrégation. Paris, 1872.

[5] Chiotti , Il Morgagni, 1879, février.

[6] Langer; Stricker's med. Jahrb., Heft 4, pag. 512, 1881.

[7] Lépine ; Communication à la Soc. des Scienc. méd. (Lyon, décembre 1883.)

CHAPITRE II.

FRÉQUENCE DES ALTÉRATIONS DE LA TRICUSPIDE.

Les altérations de la tricuspide sont plus fréquentes qu'on ne l'a cru jusqu'à ces derniers temps ; il y a en effet bien peu d'années que Duroziez insistait sur l'existence de lésions organiques, d'origine inflammatoire, ayant pour siège l'orifice et la valvule tricuspide. — Jusque-là, on avait regardé ces lésions comme des curiosités pathologiques, les opinions des auteurs que nous avons cités dans notre aperçu historique en font foi ; on rencontrait cependant, chez les malades, des bruits de souffle que l'on ne pouvait certainement attribuer ni à une lésion du cœur gauche, ni à une lésion de l'orifice pulmonaire, car ces bruits persistants se produisaient à un niveau qui n'appartient plus d'ordinaire aux bruits de ces divers orifices.

On a cherché alors à expliquer la production de ces bruits anormaux en dehors même de la valvule ; c'est ainsi qu'on a admis, comme cause, l'insufisance tricuspidenne, avec ou sans asystolie, par dilatation du cœur droit et mauvais fonctionnement des muscles papillaires.

Ces divers modes de production de l'insufisance tricuspidienne existent sans aucun doute, et se rencontrent même souvent ; mais à côté d'eux il faut aussi compter pour une certaine part les altérations véritables, d'origine organique, inflammatoire, siégeant sur les lames valvulaires mêmes.

Un grand nombre de faits de ce genre ont été publiés çà et là, à mesure que le hasard les a fait observer ; on a publié aussi quelques statistiques plus récemment ; mais toutes ces observations restaient à l'état de faits isolés. — Aucun travail d'ensemble n'avait été sur ce genre de lésions ; personne ne les avait groupées de manière à en tirer un enseignement concluant ; seul, M. Duroziez a, le premier, essayé de démontrer, au moyen d'une série de cas personnels, que si on ne trouvait pas ces altérations plus fréquemment, c'est qu'on ajoutait d'ordinaire peu d'importance à leur existence, et que bien souvent on ne se donnait même pas la peine de les rechercher.

Et en effet, pour voir ces lésions, il suffit d'y regarder avec un peu d'attention ! Or que fait-on le plus souvent quand on pratique une autopsie, soit de cardiaque, soit de sujet ayant succombé à une lésion pulmonaire pouvant avoir eu du retentissement sur le cœur ? Nous l'avons vu bien des fois à l'amphithéâtre ; pendant bien longtemps nous sommes tombé, nous aussi, dans la même négligence: on examine d'habitude les orifices mitral et aortique, et on laisse le plus souvent de côté les cavités droites du cœur ; ou bien si, par acquis de conscience, on ouvre le ventricule droit, on se hâte de déclarer, après un examen très superficiel, que la tricuspide est normale, à moins que la lésion ne soit par trop considérable, tant est invétérée l'habitude de regarder les lésions de cette valvule comme tout à fait exceptionnelles !

Duroziez avait déjà attiré l'attention sur cette espèce d'oubli inexplicable dans lequel on laisse l'orifice auriculo-ventriculaire droit et sa valvule; nous avons cru devoir y insister à notre tour, persuadé que c'est là une des causes qui peut expliquer la réputation de rareté que l'on fait à ces altérations.

La valvule tricuspide à l'état normal, nous ne saurions trop le répéter, est très transparente et d'une grande finesse dans sa structure ; ses lames sont plus minces que celles de la mitrale, et sous l'eau, d'après l'expérience imaginée par Duroziez pour constater la suffisance de la valvule, elles s'abaissent et se relèvent au moindre mouvement qu'on imprime au cœur.

Par conséquent, chaque fois que l'on trouvera les lames de la tricuspide, soit simplement opaques, laiteuses, soit d'une épaisseur égale ou supérieure à celle de la mitrale, ou que l'on constatera une induration particulière de leur bord libre, ou bien encore des végétations, quel que soit leur volume, on sera en droit de conclure à l'exisetnce d'une lésion organique de ces lames valvulaires, et on devra les signaler dans les résultats nécropsiques ; car ces lésions, si minimes qu'elles soient, peuvent être considérées comme le début d'un travail inflammatoire qui, avec le temps, peut arriver à causer des désordres plus grands en constituant, soit une insuffisance, soit un rétrécissement de la valvule.

M. Baumel[1], qui le premier a fait un travail synthétique sur les lésions non congénitales du cœur droit, pense aussi qu'il y a lieu de rechercher sur le cadavre ces lésions de la tricuspide, qu'on trouvera plus souvent qu'on ne le croit. Le même auteur engage aussi à les rechercher sur le vivant, émettant l'espérance qu'on arrivera peut-être un jour à constituer ainsi le tableau symptomatologique d'une maladie qui est presque regardée aujourd'hui comme une curiosité pathologique.

Voilà, ce nous semble, bien des raisons qui militent en faveur de la fréquence plus grande de ces altérations. Il nous eût été facile, pour prouver cette fréquence, de faire une statistique en recueillant toutes les observations publiées dans les auteurs : nous serions arrivé ainsi à un chiffre considé_able. Nous nous sommes contenté des cas que nous avons pu réunir pendant notre internat ; ces cas relativement nombreux, joints aux résultats des auteurs, ont suffi amplement pour nous convaincre de la fréquence des altérations de la tricuspide par cause organique.

En effet, sur un total de 64 autopsies de cardiaques que nous avons pratiquées dans les hôpitaux de Marseille, dans une période de deux années (1882-83), nous avons pu constater 12 fois des

---

[1] Baumel ; Des lésions non congénitales du cœur droit. Thèse pour l'agrégation. Paris, 1883.

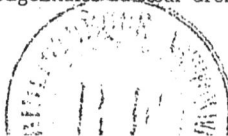

altérations très manifestes de la valvule tricuspide , altérations
présentant à peu près tous les degrés, depuis le simple épaississement valvulaire jusqu'au rétrécissement extrême, tel que nous
en rapportons un bel exemple dans notre Observation i. Cela fait
une moyenne de 18 pour cent.

Ces altérations se sont rencontrées sur des individus dont
l'âge varie entre 24 ans et la vieillesse. Nous serions arrivé à
un chiffre plus élevé encore si nous avions voulu tenir compte,
dans notre statistique, de tous les cas où les valves étaient simplement opacifiées ou légèrement plus épaisses qu'à l'état normal, et présentaient les traces d'un travail inflammatoire chronique. On sait en effet, depuis les recherches du professeur
Jaccoud [1], que chez les vieillards dont la circulation pulmonaire
est depuis longtemps embarrassée, la tricuspide présente assez
souvent un épaississement et une opacité qui ne sont autre
chose que les effets d'une endocardite chronique.

En 1878, le Dr Brochier [2], dans sa Thèse inaugurale, admet
la fréquence des lésions de la valvule triglochine.

Nous admettons donc comme un fait suffisamment établi que
la tricuspide est plus souvent qu'on ne croit le siège d'altérations
diverses ; mais nous devons avouer que nous n'avons jamais
rencontré ces lésions limitées à la tricuspide. Dans toutes nos
Observations, le cœur gauche était malade, quelquefois à un
degré plus avancé ; souvent la lésion était égale dans les deux
cœurs ; dans quelques cas plus rares, l'altération de l'orifice auriculo-ventriculaire droit et de la tricuspide dominait.

C'est d'ailleurs ce que les auteurs ont constaté, et si on analyse
les sept cas d'insuffisance pure dont Duroziez a lu les observations
à la Société de Médecine de Paris, le 12 novembre 1881, on
trouve seulement quatre cas ayant donné lieu à un contrôle ana-

---

[1] Jaccoud ; Traité de path. interne, tom. I, pag. 721, 1879.
[2] Brochier : Thèse de Paris, 1878.

tomique. Le premier cas est celui d'un emphysémateux, asthmatique (peut-être tuberculeux ; or nous savons depuis les recherches de notre regretté Maître, le professeur Fabre [1], que chez les tuberculeux il peut se développer une endocardite ulcéreuse limitée au cœur droit) ; dans ce cas, l'insuffisance doit être surtout attribuée à la dilatation du ventricule droit.

Dans l'Obs. ii, il s'agit d'un individu atteint d'un rhume qui durait depuis trois années ? D'ailleurs, pas de rhumatisme dans les antécédents ; l'autopsie n'a pas été faite par Duroziez lui-même, mais par l'interne du service, qui dit n'avoir trouvé au cœur qu'une lésion de la tricuspide à travers laquelle un doigt seul pouvait passer ?

L'Obs. iii a trait à un rhumatissant ; la *mitrale est à peine altérée* [2], dit l'auteur. Mais elle l'est néanmoins, et selon nous cela suffit pour ne plus pouvoir considérer la lésion comme localisée, limitée à la tricuspide. Ce cas présentait une lésion remarquable de la tricuspide : du côté de l'oreillette, l'orifice était bouché par un énorme champignon jaune, ressemblant à un caillot.

L'Obs. iv, ayant donné lieu au contrôle de l'autopsie, porte : *déchirure de la tricuspide* [3] ; rien autre comme détails anatomiques. Quant aux trois autres cas cités par le même auteur, nous n'en tiendrons pas compte, car ils n'ont pas été vérifiés par l'examen cadavérique.

Il nous paraît donc rationnel d'admettre que ces lésions localisées à la tricuspide sont l'exception, tandis que concomitantes avec des altérations des orifices du cœur gauche, elles se rencontrent fréquemment.

---

[1] Fabre ; Fragments cliniques, 1881.

[2] Duroziez ; Note lue à l'Acad. de Méd. Paris, 12 novembre 1881, in Union méd., 2 avril 1882.

[3] *Ibid.*

CHAPITRE III.

PATHOGÉNIE ET ESSAI DE CLASSIFICATION.

Nous n'avons pas pour notre compte personnel, nous l'avons déjà dit dans le chapitre précédent, observé de cas de lésions tricuspidiennes résultant d'une endocardite limitée au cœur droit. Dans tous les faits que nous rapportons, les altérations de la tricuspide sont liées à des lésions du cœur gauche, principalement de la valvule mitrale, ou bien à des lésions pulmonaires; ces derniers cas sont plus rares.

Aussi, sans nier l'existence de lésions localisées à la tricuspide, et isolées, nous les regardons volontiers comme beaucoup moins fréquentes que les autres ; et c'est là d'ailleurs l'opinion généralement acceptée. Nous nous croyons en droit, d'après nos Observations particulières, d'affirmer que, dans la grande majorité des cas, le cœur droit est atteint concurremment avec son congénère le cœur gauche, et que dans quelques cas la lésion à droite n'est que consécutive à la lésion du côté opposé. Cette proposition, que nous émettons au début de notre étude, nous tâcherons de la rendre évidente au moyen des divers faits qu'il nous a été donné d'observer, en nous basant, d'une part sur l'Étiologie, d'autre part sur l'Anatomie pathologique.

Étiologie.— Le point d'origine des lésions affectant la tricuspide nous paraît être le même que celui des altérations similaires de la mitrale ; nous voulons parler de l'endocardite. Cette endocardite, qui a sa cause habituelle dans le rhumatisme articulaire aigu, peut aussi avoir eu pour point de départ, soit un mal de Bright, soit une maladie infectieuse, telle que les fièvres éruptives (variole, scarlatine, etc...), la pyohémie, surtout la pyohé-mie puerpérale et la tuberculose. L'alcoolisme, et plus rarement la syphilis, ont été à leur tour incriminés ; mais ces deux dernières causes nous paraissent être plus rares. L'érysipèle de la face a été donné par Jaccoud comme une cause d'endocardite. Dans les dix-sept cas de lésions tricuspidiennes que nous rapportons dans notre travail, nous avons comme antécédents:

Rhumatisme articulaire aigu........... 9 fois.
Rhumatisme et alcoolisme............. 2 —
Pneumonie....................... 1 —
Bronchite chronique et dilat. bronch.... 1 —
Bronchite emphysémateuse............ 1 —
Antécédents inconnus................ 3 —

Anatomie pathologique. — L'endocardite, qui produit d'ordinaire la lésion, peut, comme l'endocardite observée sur le cœur gauche, revêtir deux formes principales d'après sa marche ; elle est aiguë, et dans ce cas elle sera simple, plastique ou végétante ; quelquefois, mais plus rarement, ulcéreuse ; ou bien, dans le second cas, elle revêt la forme chronique. C'est seulement l'évolution plus lente de la maladie qui constitue la différence entre ces deux formes, car elles sont identiques dans leurs effets. Cette dernière forme est celle qui nous intéresse le plus, car elle est la plus fréquente, et c'est d'elle que nous nous occuperons surtout, ayant à traiter des lésions chroniques de la tricuspide qui sont généralement le résultat d'une endocardite chronique.

Celle-ci peut être la suite d'une endocardite aiguë, ou bien s'être établie d'emblée ; quel que soit le processus, quelles que soient la cause de l'endocardite et sa nature, peu nous importe : il suffit qu'elle ait existé pour avoir produit la lésion valvulaire.

On peut rencontrer sur la tricuspide tous les degrés de l'endocardite ; nous avons eu l'occasion de les noter plusieurs fois dans les autopsies.

La simple hyperémie des lames de la valvule, lésion qui

3

constitue le premier degré de l'altération tricuspidienne, est souvent difficile à distinguer de l'imbibition cadavérique, qui communique à l'endocarde, dans sa totalité, une coloration d'un rouge foncé. On a conseillé le lavage, combiné aux frictions de la partie lésée, pour reconnaître l'hyperémie de l'imbibition *post mortem* ; celle-ci céderait à cette opération, tandis que la véritable hyperémie résisterait au lavage. Mais ce sont là des nuances qui offrent peu d'intérêt.

Si nous suivons un ordre progressif dans la description des lésions que l'on rencontre sur la valvule tricuspide, nous arrivons ensuite à l'altération des éléments propres du tissu. C'est d'abord la surface libre de l'endocarde valvulaire qui a perdu son aspect poli et sa transparence ; puis, le processus inflammatoire continuant son action, il se fait une prolifération cellulaire d'où résultera bientôt l'épaississement des lames.

On trouve souvent sur la face supérieure des valves, et principalement sur leur bord libre, des végétations très variables dans leurs dimensions et dans leurs formes, qui ne sont autre chose que le résultat d'un amas cellulaire.

L'inflammation prenant un caractère moins aïgu, ces éléments nouveaux subissent, à la longue, la transformation fibreuse ; puis le tissu fibreux, nouvellement organisé, se rétracte et finit par produire les déformations des lames valvulaires ; c'est à ce moment que s'établissent les véritables lésions qui aboutissent à l'insuffisance et au rétrécissement.

On trouve en effet les valves de la tricuspide épaissies, indurées, ne ressemblant en aucune façon à ces lames si souples et si transparentes lorsque la valvule est à l'état normal. — La plupart du temps, la lésion principale a son siége sur le bord libre de la valvule ; ce bord est dur, augmenté de volume, racorni ; il forme un véritable bourrelet fibreux ; quelquefois les valves restent séparées, mais très souvent aussi elles se soudent par les parties correspondantes de leur bord libre avec leur voisine, et, au lieu d'être normalement divisée en trois parties, la valvule tricuspide ne forme plus que deux valves et quelquefois même qu'un diaphragme percé au centre d'un orifice plus ou moins étroit et irrégulier.

Ces cas extrêmes ne sont pas aussi rares qu'on le croit généralement : il serait facile d'en retrouver dans la science un nombre assez imposant ; personnellement, nous en avons trouvé deux cas, dont l'un présente un orifice tricuspide ayant 13 millim. de long sur 2 millim. de large.

Mais chaque fois que nous avons rencontré des lésions aussi avancées de l'orifice auriculo-ventriculaire droit, ces lésions n'étaient pas localisées à cet orifice seul ; le cœur gauche présentait des lésions analogues et généralement un rétrécissement mitral.

C'est du reste ce que nous avons pu relever dans la série d'observations rapportées par Duroziez. — Sur dix cas de rétrécissement tricuspidien pur ou associé à de l'insuffisance, l'auteur n'en cite qu'un seul où le cœur gauche était sain, et encore est-il permis d'émettre un doute, car les détails nécropsiques manquent complètement sur ce cas.

Des neuf autres cas de Duroziez, cinq fois la double lésion de la tricuspide coïncidait avec une même lésion des orifices mitral et aortique ; deux fois il y avait en même temps rétrécissement et insuffisance mitrale, sans lésion de l'aorte ; des deux derniers cas, l'un était accompagné d'un rétrécissement mitral pur, dans le second il y avait un rétrécissement tricuspidien pur avec une double lésion mitrale.

Pour Duroziez, la tricuspide est atteinte très souvent chez l'adulte, sinon à l'état isolé, du moins concurremment aux lésions du cœur gauche. Les résultats de nos observations personnelles nous font partager l'avis de Duroziez sur ce point. Brochier [1],

---

[1] Brochier ; Thèse de Paris, 1878.

dans sa Thèse inaugurale, a trouvé les lésions plus étendues à gauche que dans le cœur droit.

Voilà un second point de notre sujet bien établi, à savoir : que, lorsqu'il existe une altération avancée de la valvule tricus. pide, cette lésion s'accompagne, dans la majorité des cas, de lésions analogues du cœur gauche.

ESSAI DE CLASSIFICATION.

Il nous reste à étudier un troisième point qui, à notre avis, est un des plus importants de notre travail.

Brochier pense que les altérations de la tricuspide ne sont que consécutives aux autres lésions du cœur gauche; elles ne seraient que le résultat d'un processus inflammatoire développé d'abord, soit sur la mitrale, soit à l'orifice aortique. Pour lui, la lésion n'est primitive que si elle est isolée ; or, comme on la rencontre très rarement localisée strictement à l'orifice tricuspide, elle ne serait pas primitive, d'après cet auteur, du moins chez l'adulte, car il l'admet chez les enfants.

Duroziez [1], au contraire, dans une Note lue à l'Académie de Médecine le 24 décembre 1881, prétend que les lésions de la tricuspide sont nées en même temps que celles de la mitrale ou de l'orifice aortique ; pour lui, elles sont primitives, ou mieux, contemporaines, idiopathiques, comme il les appelle.

« La tricuspide, dit-il, a droit à l'inflammation comme toute autre valvule; elle pourrait être atteinte plus tard, sans que pour cela elle relève de la mitrale et qu'elle doive sa lésion à une extension de la lésion mitrale. »

Quant à nous, l'étude de nos Observations nous fait conclure que les lésions de la tricuspide diffèrent beaucoup les unes des autres: en effet, dans les unes, la lésion de la tricupide est aussi

[1] Duroziez ; *loc cit.*

avancée que la lésion mitrale (Obs. i, ii, iii, iv); à ces observations personnelles, nous pouvons joindre les Obs. v, vi, vii, résumées de Lépine[1], de Chiotti[2] et de Duguet[3].

Dans ces cas, où le rétrécissement tricuspidien est la lésion principale et se trouve souvent uni à un certain degré d'insuffisance, nous trouvons presque toujours, comme étiologie, une endocardite ancienne ayant son origine dans une attaque de rhumatisme aigu; souvent même le rhumatisme a fait plusieurs apparitions : nous en comptons jusqu'à sept attaques chez la malade qui fait le sujet de notre Obs. i.

Ces sujets sont jeunes généralement : sur les sept cas que nous rapportons, l'âge de cinq varie entre 15 ans et 30 ans, les deux autres avaient 47 et 49 ans. Nous trouvons 4 fois ces altérations chez des femmes jeunes, 3 fois chez des hommes. D'après nos observations, ces lésions seraient donc presque aussi fréquentes chez l'homme que chez la femme. Duroziez avait trouvé que le rétrécissement tricuspidien existait 8 fois sur 10 chez la femme; nous ne nous expliquons guère la cause de ces différences : c'est le résultat d'un fait d'observation qui du reste, à nos yeux, n'a pas grande portée.

Dans les dix autres observations réunies dans notre modeste travail, la lésion tricuspidienne existe très manifestement, mais elle n'offre pas la même forme anatomique; on ne peut, dans la plupart des cas, en faire remonter l'origine à une endocardite aiguë, le rhumatisme n'est plus le principal coupable; dans plusieurs cas on ne le retrouve pas dans les antécédents. On trouve, par contre, des affections pulmonaires ; le cœur droit est toujours dilaté; la lésion tricuspidienne ne se présente plus sous forme de rétrécissement, comme dans nos sept premières observations:

[1] Lépine ; Commnn. à la Soc. des Scien. méd. Lyon, 1883.

[2] Chiotti ; *Sopra un caso raro di malattia cardiaca*, in *Journ. Il Morgagni*, février 1879.

[3] Duguet ; De l'apoplexie pulmonaire. Thèse d'agrégation. Paris, 1872.

c'est généralement une insuffisance due à la dilatation du ventricule droit, à laquelle vient contribuer l'altération propre de
la valvule. Au point de vue de l'âge, il y a aussi une différence :
les sujets ayant offert ce genre de lésions sont le plus souvent
des vieillards.

On rencontre surtout dans ces cas, comme altérations organiques, des épaississements des lames valvulaires, des végétations
siégeant sur la face supérieure des lames ou sur le bord libre de
la valvule; quelquefois les cordages tendineux des muscles papillaires sont en partie rompus, les valves sont déchirées, ce qui
vient encore augmenter l'insuffisance fonctionnelle.

En présence de ces faits, où l'observation nous a révélé des
différences assez tranchées ; en présence des opinions si diverses
des auteurs, les uns, avec Brochier, n'admettant chez l'adulte
que des lésions tricuspidiennes consécutives aux lésions du
cœur gauche ; les autres, Duroziez en tête, considérant en général ces lésions comme primitives et indépendantes des altérations analogues de la mitrale ou de l'orifice aortique, nous nous
sommes demandé s'il ne conviendrait pas d'essayer un classement de ces altérations chroniques de la tricuspide.

Personnellement, elles nous ont paru être de deux ordres
bien différents si on considère leur nature, leur forme et la
cause qui a dû les produire.

Nous pensons donc que l'on peut diviser ces lésions de la
tricuspide en deux grandes catégories.

Dans la première catégorie, nous ferons entrer les lésions,
telles que nous les avons rencontrées dans nos Observations de
I à VII inclusivement.

Il s'agit en effet, dans tous ces cas, de lésions dues à une
endocardite ancienne dont on peut toujours retrouver l'origine
dans une ou plusieurs attaques de rhumatisme antérieur ; nous
observons alors presque toujours un rétrécissement mitral con-

comitant. La lésion a dû commencer à la tricuspide en même temps qu'à la mitrale ; l'endocardite a agi simultanément sur les deux cœurs ; les deux lésions paraissent avoir marché de pair ; l'inflammation a amené la soudure des valves de la tricuspide et produit ainsi le rétrécissement, de même que les lames de la mitrale, en s'unissant sous l'influence d'un processus inflammatoire semblable, ont produit la sténose de l'orifice auriculo-ventriculaire gauche. Ces deux lésions sont contemporaines, primitives, dans le sens que donne Duroziez à ce mot : la lésion du cœur droit n'est pas sous la dépendance de la lésion mitrale, elle n'en est pas la conséquence ; ces deux altérations sont sœurs, égales en tous points.

Ces faits. il est vrai, sont les plus rares ; on les observe en général sur des sujets jeunes.

Dans notre seconde catégorie, nous rangeons des faits qui diffèrent des premiers sur bien des points ; ces cas, qui font l'objet de nos Observations de viii à xvii, sont de beaucoup plus fréquents.

Ici, les lésions de la tricuspide coexistent aussi avec des altérations bien nettes des orifices et des valvules du cœur gauche ; mais, dans tous ces cas, les lésions de l'orifice auriculo-ventriculaire droit et de sa valvule sont bien moins avancées, bien moins accentuées que celles du cœur gauche. Elles sont en même temps assez différentes, comme forme, de la lésion mitrale ou aortique ; au lieu de trouver, comme dans les cas de notre première catégorie, des rétrécissements, avec insuffisance de la tricuspide, aussi marqués que les altérations analogues du cœur gauche, on rencontre, soit un simple épaississement des lames valvulaires, soit des végétations implantées sur le bord libre de la valvule ou sur sa face supérieure principalement ; dans d'autres cas, et ce sont les plus nombreux, on observe une induration très notable au niveau de l'insertion des cordages tendineux des muscles papillaires sur la valvule. Toutes ces altérations sont évidemment produites par un processus inflammatoire, mais certainement il est difficile d'admettre qu'elles aient été produites en même temps que les lésions du cœur gauche.

Les lésions de la tricuspide que nous rangeons dans cette seconde catégorie ne sont pas, selon nous, primitives, contemporaines des lésions coexistantes de la mitrale ou de l'orifice aortique ; elles nous paraissent plutôt être consécutives et sous la dépendance des lésions du cœur gauche.

Dans ces observations, on note comme étiologie, quelquefois, mais plus rarement que dans la première catégorie, le rhumatisme, quelquefois aussi de l'alcoolisme, et le plus souvent des affections pulmonaires. Dans bien des cas, il est impossible de rencontrer dans les antécédents une endocardite rhumatismale aiguë ayant occasionné la lésion mitrale.

Ces diverses lésions tricuspidiennes se montrent en général chez des sujets d'un âge avancé ; dans la plupart de nos observations, les sujets avaient plus de 50 ans.

Il est probable, par conséquent, que ces lésions ont une autre cause que l'endocardite rhumatismale. On a noté la dilatation du cœur droit consécutive aux lésions mitrales, on l'a notée aussi dans un grand nombre d'affections pulmonaires ; cette dilatation est due à un excès de fonctionnement imposé au cœur droit : eh bien ! nous sommes tenté d'attribuer à cette dernière cause l'épaississement de l'endocarde intraventriculaire à droite, et les lésions de la tricuspide par excès de fonctionnement, dans ces cas particuliers.

Il nous paraît en effet assez naturel d'admettre que l'excès de travail que doit faire le cœur droit pour réagir contre la distension qu'il subit dans les lésions mitrales ou dans les affections anciennes des poumons, où la circulation pulmonaire est depuis longtemps gênée, doit amener une hypertrophie consécutive à la dilatation de ce ventricule ; or il y a là une cause mécanique qui fait en même temps dilater l'anneau fibreux auriculo-ventriculaire, d'où résulte une insuffisance relative de la tricuspide, insuffisance que l'on est convenu d'appeler fonctionnelle ; ceci est admis par tout le monde. Dans ce cas, ne serait-il pas logique d'admettre que, sous l'influence de ce surcroît d'activité imposé au muscle cardiaque et sous l'influence aussi de l'effort continuel qu'il est obligé de faire pour lutter, il se développe un véritable processus inflammatoire, processus lent, il est vrai, mais qui persiste, et qui, agissant sur l'endocarde, finit par l'épaissir et lui donner cet aspect laiteux, opaque, que nous avons rencontré plusieurs fois dans nos Observations ?

De plus, cette inflammation lente continuant son action, n'est-il pas naturel d'admettre que ses effets se feront sentir surtout là où l'endocarde est soumis à une plus grande pression, à un frottement plus considérable que partout ailleurs, c'est-à-dire sur la valvule tricuspide ?

Pour nous, nous voyons deux causes de lésions dans les faits observés, et que nous classons dans la deuxième catégorie : la première cause, c'est la dilatation du cœur droit qui produit l'insuffisance fonctionnelle de l'orifice tricuspide ; la deuxième, c'est l'inflammation lente, chronique, développée sur les valves de la tricuspide par excès de fonctionnement, inflammation qui se traduit sur les lames valvulaires par les lésions que nous avons signalées plus haut (épaississement, végétations, etc.).

Lorsque ces lésions sont très intenses, elles viennent contribuer pour leur part à la gêne de la circulation du sang dans le cœur droit, soit en surajoutant à l'insuffisance fonctionnelle une insuffisance par lésion organique de la valvule, soit en produisant, par lésion valvulaire, un certain degré de rétrécissement tricuspidien.

CHAPITRE IV.

CONSIDÉRATIONS SUR LE DIAGNOSTIC.

La symptomatologie et le diagnostic des lésions organiques de la tricuspide nous paraissent impossibles à constituer d'après l'observation. Jusqu'ici, les divers cas que nous avons décrits n'ont été reconnus qu'à l'autopsie.

Dans la première catégorie de nos Observations, où les lésions sont le plus considérables, le rétrécissement de la tricuspide n'a jamais été diagnostiqué, et l'examen cadavérique seul nous a renseigné sur le genre de lésion auquel nous avions affaire.

Nous n'essayerons donc pas même d'esquisser un tableau symptomatologique du rétrécissement tricuspidien, que nous considérons comme impossible à faire en l'état actuel de la science.

Les auteurs [1] de l'article *Cœur* du *Dictionnaire de Dechambre* ont d'ailleurs exprimé nettement leur opinion à ce sujet, en déclarant que : « ni la palpation ni l'auscultation ne fournissent un seul signe qui puisse faire affirmer l'existence d'un rétrécissement auriculo-ventriculaire droit ».

Quant à l'insuffisance de la valvule tricuspide, qui se rencontre beaucoup plus souvent que le rétrécissement, le diagnostic de cette lésion, par altération organique des lames valvulaires, ne diffère pas du diagnostic de l'insuffisance fonctionnelle due à la dilatation du cœur droit.

Les symptômes qui constituent le tableau complet de la lésion ont été trop souvent et trop bien exposés pour que nous soyons tenté d'y revenir.

[1] Potain et Rendu ; Art. Cœur. Dict. ency. des Scienc. méd. 1879.

D'ailleurs le consciencieux travail de M. le professeur Baumel[1] est encore trop récent pour qu'il y ait quelque chose de nouveau à ajouter à la description des symptômes de l'insuffisance fonctionnelle de la tricuspide.

Nous terminerons en faisant la remarque que les altérations valvulaires n'offrent un intérêt clinique que tout autant qu'elles amènent un certain degré de rétrécissement ou d'insuffisance.

Lorsque ces altérations ne se traduisent que par de l'épaississement peu marqué des lames valvulaires ou par quelques végétations sur la face supérieure des lames, qui ne suffisent pas pour entraver le fonctionnement de la valvule, le diagnostic est totalement impossible ; il n'offrirait du reste , dans ces cas là, que bien peu d'intérêt au point de vue clinique.

[1] Baumel ; Des lésions non congénitales du cœur droit. Thèse d'agrégation. Paris, 1883, section II, chap. II, pag. 50 à 74.

DEUXIÈME PARTIE.

PREMIÈRE OBSERVATION (personnelle [1]).

Rétrécissement et insuffisance de la tricuspide.

La fille A..., âgée de 24 ans, fille soumise, entre à l'hôpital de la Conception, salle Sainte-Amélie, lit n° 7, le 16 octobre 1882, pour un rhumatisme articulaire aigu siégeant aux articulations des genoux et à celle de l'épaule droite, qui sont tuméfiées et douloureuses. Cette malade nous raconte que c'est la septième fois qu'elle est atteinte de rhumatisme aigu ; la première attaque a eu lieu à l'âge de 5 ans; son père est rhumatisant, et sa mère a succombé à l'âge de 53 ans à une hydropisie, nous dit-elle. Elle est sujette aux palpitations de cœur et très essoufflée pour le moindre effort ; elle nous affirme ne pouvoir fumer, car le tabac lui occasionne des battements de cœur très violents. A l'examen clinique, nous constatons un gonflement considérable des genoux et de l'épaule droite, de la raideur dans la région cervicale, qui est douloureuse à la pression. Le pouls, à 120, est petit et irrégulier, T. 39°. — On donne : Poudre de Dower 0^{gr},50 le soir de son entrée à l'hôpital.

Le lendemain, 17 octobre, à la visite du matin, la malade, qui la veille avait été fatiguée par le transport, put être soumise à un examen plus complet. L'épaule gauche est envahie par la fluxion rhumatismale. P. 110 ; T. 38°,5 ; dyspnée légère ; R. 24 par minute. L'examen du cœur donne : A l'inspection,

---

[1] Cette observation, que nous avons recueillie en collaboration avec le Dr Boy, alors interne du service, a paru résumée dans sa Thèse inaugurale : Du poumon cardiaque. Lyon, décembre 1883.

une voussure légère de la région précordiale, la pointe bat très violemment dans le cinquième espace intercostal ; à la percussion, une matité s'étendant jusqu'au niveau du bord droit du sternum ; le cœur nous paraît dilaté et hypertrophié. L'auscultation fait reconnaître à la pointe un bruit de souffle rude et prolongé, occupant les deux temps ; à la base, au-dessus du mamelon, au niveau du foyer aortique, un double bruit de souffle également rude et très prolongé couvrant les deux temps. Entre ces deux bruits de souffle et un peu plus à droite, au niveau du bord gauche du sternum et du quatrième espace intercostal, on perçoit un troisième bruit de souffle rude, prolongé, se faisant entendre au premier temps ; en portant l'oreille plus à droite, sous le sein droit, on le perçoit toujours avec netteté. L'auscultation des carotides donne un souffle double.

Diagnostic porté : Rhumatisme articulaire aigu ; insuffisance et rétrécissement des orifices mitral et aortique; dilatation du ventricule droit avec insuffisance de la tricuspide.

Les jours suivants, sous l'influence d'une médication appropriée, l'état aigu du rhumatisme s'amende ; les bruits de souffle persistent au cœur tels que nous les avons notés au début.

30 octobre. La malade est prise d'un accès de suffocation assez intense ; pas de fièvre ; les douleurs ont disparu avec le gonflement des articulations ; on constate de l'œdème des malléoles, mais sans douleurs.—Ventouses sèches sur le thorax, fumigations de feuilles de belladone et de datura. L'accès se calme au bout de quelques heures, mais, depuis, la face reste cyanosée.

5 novembre. Malgré nos conseils, la malade, se trouvant mieux, demande son exéat.

Cinq jours après sa sortie, on nous la ramène en pleine asystolie : la face est bouffie et cyanosée, les lèvres violacées, presques noires ; les veines jugulaires, dilatées et gorgées de sang, ont de la peine à se vider et sont animées de battements

isochrones au pouls radial ; dyspnée intense, 43 inspirations
par minute ; respiration courte, haletante, saccadée. Les jambes
présentent un œdème qui remonte jusqu'au-dessus des genoux ;
le cœur bat d'une façon désordonnée ; le pouls est petit, mou,
intermittent, très irrégulier.

On pratique immédiatement une saignée de 300 gram.—Ventouses sur le thorax, sinapismes aux membres inférieurs. La
cyanose augmente avec la dyspnée, et la malade meurt vingt
heures après son arrivée dans nos salles.

L'*autopsie* est faite 30 heures après la mort. Les poumons,
gorgés de sang, présentent une couleur noirâtre. Le foie est
graisseux, diminué de volume. Les reins sont très congestionnés,
mais n'offrent aucune autre altération appréciable à l'œil nu.

Le cœur pèse 600 gram. ; il y a un peu de liquide dans le
péricarde, qui présente plusieurs plaques laiteuses autour des
gros vaisseaux. Le ventricule gauche, très hypertrophié, a des
parois d'une épaisseur de plus d'un centimètre et demi ; l'orifice
mitral est insuffisant et rétréci, la valvule mitrale est racornie,
et ses bords sont indurés et épaissis ; l'orifice aortique est aussi
rétréci et insuffisant, les valvules sigmoïdes laissent passer très
rapidement l'eau introduite dans l'aorte.

Le ventricule droit est très dilaté, ainsi que l'oreillette ; l'orifice pulmonaire est sain.

L'orifice tricuspide mérite une description particulière. Vu par
sa face supérieure, il se présente sous la forme d'un canal
infundibuliforme, dont les parois sont rugueuses, épaissies et
complètement opaques ; il est impossible de distinguer les trois
valves tricuspidiennes, elles sont tout à fait soudées ensemble
et circonscrivant un orifice très étroit et allongé mesurant
22 millim. dans son plus grand diamètre, et environ 2 millim.
dans sa largeur ; les bords épaissis des valvules constituent les
parois du canal infundibuliforme, qui mesure 4 millim. dans sa

longueur et se dirige de dehors en dedans pour s'ouvrir dans la cavité ventriculaire.

La face inférieure de la tricuspide montre un orifice plus petit encore que celui de la face supérieure : il n'a en effet à ce niveau que 13 millim. de long sur 2 de large ; les cordages tendineux des muscles papillaires sont très résistants et augmentés de volume, ils viennent s'insérer sur tout le pourtour de l'orifice, qu'ils contribuent encore à rendre plus étroit.

La valvule tricuspide ne fonctionne plus, elle reste immobile; si l'on pratique l'épreuve de l'eau, recommandée par Duroziez, l'eau passe alternativement du ventricule dans l'oreillette, suivant qu'on abaisse ou qu'on relève l'organe dans le vase plein d'eau, comme le recommande l'auteur.

On ne peut contester ici l'association d'une lésion organique double de la tricuspide, due certainement aux mêmes causes qui ont produit les lésions analogues des orifices mitral et aortique, et nous pensons que ce cas ne permet pas de douter que la lésion à droite ne soit contemporaine de celle de gauche ; c'est là, selon nous, une altération primitive bien nette de la tricuspide, ayant débuté en même temps que la lésion mitrale et reconnaissant le même agent pathogénique, une endocardite rhumatismale. Nous ajouterons que c'est, de toutes les altérations tricuspidiennes que nous ayons rencontrées dans nos autopsies ou dont nous ayons lu des descriptions dans les auteurs, la plus curieuse et la plus considérable comme rétrécissement, et que, se trouvant associée à des lésions multiples du cœur gauche, elle nous confirme pleinement dans notre opinion: que ces lésions ne sont presque jamais isolées ou, mieux, localisées à l'orifice auriculo-ventriculaire droit, mais qu'elles s'accompagnent, dans la majorité des cas, d'altérations analogues du côté gauche.

OBSERVATION II (personnelle).

Rétrécissement et insuffisance de la tricuspide.

X..., Laurent, 49 ans, journalier, entre à l'Hôtel-Dieu, salle Ducros, n° 15, en pleine asystolie. Ce malade peut à peine parler, et c'est avec beaucoup d'efforts qu'il nous dit être malade depuis treize ans, époque à laquelle il a eu une attaque de rhumatisme polyarticulaire aigu; depuis lors il est très suffoqué, a souvent des palpitations et crache du sang de temps en temps. Les membres inférieurs sont le siège d'un œdème considérable remontant jusqu'aux bourses, la paroi abdominale est infiltrée, et on perçoit un léger degré d'ascite; au cou, les veines jugulaires sont flexueuses, très dilatées. Pouls veineux, dicrote, très net; la face est cyanosée, les lèvres bleuâtres. Le pouls radial est petit, fréquent, irrégulier; l'auscultation de la poitrine fait entendre un mélange de râles sibilants et ronflants; la respiration s'entend faiblement aux deux bases; sonorité exagérée sous les clavicules; le cœur donne un double bruit de souffle qu'on perçoit à la pointe dans une étendue considérable; mais à cause des bruits pulmonaires, il est impossible de localiser exactement ce bruit. Diagnostic porté : Bronchite emphysémateuse; rétrécissement et insuffisance mitrale.

On fait une saignée de 400 gram. — Mouchetures sur les bourses et les membres inférieurs. Toniques, acétate d'ammoniaque. — Le malade meurt le lendemain avant la visite du matin.

Autopsie. — Cœur pesant 300 gram., oreillette droite dilatée et amincie; le ventricule droit, plus petit qu'à l'ordinaire, est comme atrophié; l'orifice tricuspide, très rétréci, présente une ouverture plus longue que large, en forme de cœur de carte à jouer, avec une pointe plus étroite; la plus grande longueur de cet orifice est de 2 centim. dans le sens transversal; sa plus grande largeur,

4

mesurée au centre, est de 1 centim., et la pointe, qui forme comme une échancrure pratiquée sur la circonférence de l'orifice tricuspide, a une largeur de 2 millim. sur 4 millim. de long. Les valves de la tricuspide sont épaissies surtout à leur bord libre, qui forme un bourrelet considérable, assez lisse, ne permettant pas aux lames valvulaires de s'accoler l'une à l'autre dans la systole ; c'est donc un rétrécissement très net avec insuffisance de la valvule tricuspide, de nature inflammatoire. L'orifice pulmonaire est sain, le ventricule gauche légèrement hypertrophié ; insuffisance et rétrécissement de la mitrale par épaississement du bord libre de ses valves. L'orifice aortique ne présente rien d'anormal, les valvules sigmoïdes sont suffisantes.

Poumons emphysémateux, fortement congestionnés aux deux bases.

Reins peu altérés, quelques pyramides de Malpighi sont effacées. Foie muscade.

OBSERVATION III (personnelle).

Rétrécissement et insuffisance de la tricuspide.

Le nommé S..., charretier, âgé de 47 ans, entre à l'hôpital de la Conception, salle Saint-Charles, pour une affection cardiaque dont il souffre depuis plusieurs années ; il a eu deux attaques de rhumatisme ayant atteint toutes les articulations, la dernière attaque remonte à douze ans ; mais, depuis, il a continué à souffrir de douleurs rhumatismales dans les membres. Cet homme nous avoue des habitudes alcooliques ; il est sujet aux palpitations cardiaques et aux congestions pulmonaires, et nous dit avoir craché du sang à diverses reprises. La respiration est fréquente et courte au moment où nous l'examinons ; le pouls est petit, dur, avec des irrégularités fréquentes. Le cœur, à la percussion, offre les signes d'une dilatation très grande surtout à droite ; la matité dépasse de un centimètre le bord droit du sternum. L'aus-

cultation offre un intérêt particulier : on entend au niveau de la
pointe du cœur un bruit de souffle prolongé, présystolique et se
continuant pendant tout le premier temps ; ce bruit a son maximum à la pointe, et se propage vers l'aisselle gauche ; en allant
vers le bord gauche du sternum, il semble diminuer d'intensité,
pour augmenter ensuite en se rapprochant du sternum ; au niveau de la base de l'appendice xiphoïde, on perçoit un second
maximum coïncidant avec la présystole et couvrant une partie
du premier bruit.

A la base du cœur, le second bruit est sourd, prolongé, mais
sans souffle. Les veines jugulaires sont dilatées et battent super-
ficiellement. Léger degré de cyanose à la face ; œdème considérable des membres inférieurs et du scrotum. Le diagnostic porté
tout d'abord fut: Insuffisance et rétrécissement mitral, athérome
de l'aorte.

Les jours suivants, sous l'influence de la digitale, les battements cardiaques devinrent plus réguliers, et l'auscultation permit de mieux localiser les souffles, qui continuèrent de présenter
deux foyers maxima dans la ligne sous-mamelonnaire, coïncidant
avec la systole ventriculaire et occupant un peu le grand silence.
Nous pensâmes alors à une lésion de la tricuspide, et, vu la loca-
lisation du bruit de souffle au premier temps, à une insuffisance
tricuspidienne. Mais cette insuffisance était-elle d'origine organique ou bien purement fonctionnelle, résultat immédiat de la
dilatation passive du cœur droit? C'est ce que nous ne pouvions
affirmer. Il y avait bien en faveur de la lésion organique la
rudesse du bruit anormal, les battements (il est vrai très faibles)
des jugulaires et l'état légèrement cyanosé de la face et du
derme sous-unguéal ; mais nous n'avions ni battements hépati-
ques ni signes spéciaux pour trancher la question, car jusqu'ici,
hormis les signes de la dilatation du cœur droit et ceux de l'insuffisance tricuspidienne fonctionnelle, nous n'avons pu en trouver aucun qui permette de dire si l'on se trouve en présence

d'une lésion fonctionnelle ou organique. D'ailleurs la congestion pulmonaire, très intense à ce moment, suffisait, avec la lésion mitrale, pour expliquer la cyanose de la face et des extrémités.

Après trois mois passés dans cet état, avec des alternatives de mieux et d'aggravation, le malade, pris subitement d'un accès de suffocation, entra en pleine asystolie et succomba en quelques heures.

L'*autopsie*, faite trente-six heures après la mort, de concert avec notre collègue et ami le Dr Boy[1], nous permit de constater une dilatation considérable du cœur dans son ensemble. Le péricarde est sain à son feuillet pariétal; le feuillet viscéral présente une plaque laiteuse de 3 centim. de diamètre, siégeant sur le ventricule droit; peu de liquide dans la cavité péricardique.

L'orifice mitral est le siège d'un rétrécissement avec insuffisance; les valves sont épaissies, racornies et ont perdu leur mobilité. L'orifice aortique est sain; quelques plaques athéromateuses à la partie ascendante de la crosse de l'aorte. La valvule tricuspide est manifestement insuffisante, l'épreuve de Duroziez ne laisse aucun doute à ce sujet. Le bord libre des valves tricuspidiennes est transformé en un bourrelet fibreux très épais; elles sont soudées entre elles de manière à former un orifice ovalaire mesurant 36 millim. dans son plus grand diamètre, et 3 centim. seulement dans sa partie la plus rétrécie; elles ont totalement perdu leur souplesse et sont incapables d'obturer efficacement l'orifice auriculo-ventriculaire. Les cordages tendineux sont courts et gros. Poumons et reins très congestionnés. Foie graisseux, diminué de volume.

Nous nous trouvons donc en présence d'une véritable insuffisance organique de la tricuspide avec un certain degré de rétré-

[1] Le Dr Boy a publié en partie cette observation dans sa Thèse sur le Poumon cardiaque.

cissement, lésion que nous avions bien soupçonnée pendant la vie, d'après les symptômes présentés par le malade, mais que nous n'osions pas affirmer dans notre diagnostic, faute de signes plus probants.

Dans ce cas, la double lésion tricuspidienne coexistait avec une lésion analogue de la mitrale, ce qui pour nous est la règle ; et ne sommes-nous pas en droit de reconnaître encore, comme cause de ces deux lésions semblables, l'endocardite développée sur les deux orifices simultanément sous l'influence probable du rhumatisme ancien, à laquelle est venue se joindre, dans une certaine mesure, l'influence de l'alcoolisme ?

OBSERVATION IV.

Communiquée par le Dr Boy.

Insuffisance de la tricuspide et rétrécissement.

X..., Charles, 29 ans, garçon boulanger, entre à l'hôpital en pleine attaque d'asystolie. Il a été obligé de quitter son métier à cause des palpitations que lui ont laissées, dit-il, deux atteintes de rhumatisme ; il avoue l'alcoolisme et donne des détails qui font penser à la syphilis.

L'examen physique donne : Au cœur, un souffle au second bruit, à la base, et un souffle systolique occupant une grande étendue dans l'aire des bruits mitraux. Pouls veineux ; artères radiales dures, souffle de Duroziez. Aux poumons, congestion intense. Dans les antécédents, crachements de sang coïncidant avec des accès de suffocation et des palpitations de cœur. Rien du côté du foie, ni des reins. Le malade, sous l'influence d'un traitement approprié, va mieux pendant six semaines ; puis, un soir, il est pris tout à coup de frissons, la température s'élève brusquement, l'aspect typhoïde se développe, et la mort arrive le sixième jour.

Autopsie. — Cœur : Un peu de liquide dans le péricarde ; pas de plaques laiteuses, cœur dilaté et hypertrophié pesant 810 gram. Insuffisance mitrale, les valves sont racornies et très épaisses ; la valvule tricuspide est également insuffisante, et cette insuffisance est due à un épaississement fibreux et à une rétraction considérable des valves, qui cause un certain degré de rétrécissement. Insuffisance aortique par épaississement des sigmoïdes, dont deux sont ulcérées et couvertes de végétations. Les grosses artères sont athéromateuses.

Poumons très congestionnés ; dans le gauche, cinq foyers hémorrhagiques récents.

Foie et reins congestionnés.

Dans cette observation, l'étiologie est complète : nous trouvons trois causes diathésiques ayant, selon nous, concouru à la production de l'endocardite, qui a atteint progressivement tous les orifices du cœur, sauf l'orifice pulmonaire. En effet, ce malade était rhumatisant, c'est là la cause principale ; de plus, adonné aux boissons alcooliques, et très probablement en puissance de la syphilis. Ce nouveau cas d'insuffisance et de retrécissement par lésion organique de la valvule tricuspide peut très bien être invoqué pour témoigner, une fois de plus, en faveur de notre opinion, que ce genre de lésions se montre rarement sans être accompagné d'une altération analogue, soit de l'orifice mitral, soit de l'orifice aortique, et dans le cas présent nous avons les deux ensemble.

OBSERVATION V.

Résumée de Lépine [1].

Rétrécissement de la tricuspide.

Il s'agit d'une jeune fille de 15 ans, entrée dans le service du professeur Lépine pour une oppression énorme, et qui a succombé aux progrès de l'asystolie.

[1] Lépine ; Commun. à la Soc. des Scienc. méd. de Lyon, 1883.

À l'âge de 9 ans, elle fut prise d'un rhumatisme articulaire
aigu qui envahit toutes les jointures ; depuis, elle est sujette
aux palpitations de cœur ; il y a un an, elle a commencé à avoir
de l'œdème des malléoles, œdème qui a augmenté considérable-
ment dans ces derniers temps. Depuis cette époque elle est très
oppressée et ne peut se livrer au moindre effort sans être obli-
gée de s'arrêter pour reprendre sa respiration ; toux fréquente et
pénible, remontant à la même époque.

La face est bouffie, cyanosée; respiration très fréquente; pouls
petit, régulier, à 120. L'œdème remonte jusqu'aux cuisses; il y
a de l'ascite ; le foie déborde les fausses côtes. L'examen du
cœur donne : Voussure précordiale, pointe battant dans le sixième espace, sur la ligne mamillaire; frémissement présystolique,
souffle présystolique un peu rude à l'auscultation, se continuant
avec un souffle doux commençant au moment du choc de la
pointe et durant pendant toute la systole ventriculaire. En se
rapprochant du sternum, les bruits deviennent plus faibles.
Veines du cou gorgées; pas de pouls veineux. Le diagnostic
porté fut : Rétrécissement mitral avec insuffisance de la valvule
mitrale. Congestions aux bases des deux poumons ; urines peu
abondantes, albumineuses. Infusion digitale ; vésicatoires à la
base des poumons; ergotine 1^{gr},50 par jour. Après une rémission
passagère, la malade succomba aux progrès de la dyspnée.

Autopsie.—Cœur volumineux, 280 gram., surchargé de graisse;
l'augmentation de volume porte exclusivement sur le ventricule
droit, très hypertrophié ; l'oreillette droite est énorme ; la gauche, très dilatée aussi, n'est pas hypertrophiée. Le ventricule
gauche est atrophié dans toutes ses parties constitutives; la valvule mitrale forme un entonnoir à ouverture rétrécie, ovalaire,
6 millim. dans le sens transversal, 5 millim. dans le sens antéro-
postérieur. L'endocarde du ventricule est épaissi et blanchâtre.
Les valvules sigmoïdes de l'aorte sont saines. La cavité du ven-

tricule droit est très dilatée, les piliers charnus sont très épaissis ; les trois valves de la tricuspide sont soudées entre elles de
manière à constituer un orifice ovalaire, de forme un peu irré-
gulière et admettant l'index.

Le diaphragme tricuspidien n'est pas rigide et permet l'acco-
lement de ses deux moitiés, d'où l'on peut conclure qu'il est
possible qu'il n'y ait pas eu d'insuffisance tricuspidienne perma-
nente. Le bord libre des valves tricuspidienne est épaissi, les
tendons sont légèrement rétractés.

Le savant Professeur de Lyon fait suivre l'exposé de son
observation des réflexions suivantes, qui concordent en tous
points avec notre opinion sur ce sujet : « Le cas présent nous
offre, dit-il, un exemple de la coïncidence (qui est la règle) d'un
rétrécissement mitral lorsqu'il existe un rétrécissement tricuspidien. Chacune des lésions a contribué pour son compte à la
terminaison fatale. L'origine rhumatismale des lésions cardiaques
est hors de doute. C'est vraisemblablement à la même diathèse
qu'il faut rapporter les lésions cirrhotiques du foie et des reins,
que la stase seule ne produit pas en général.

» Aucun bruit anormal particulier au cœur droit n'a pu être
constaté malgré le soin avec lequel la malade a été examinée.
Cela ne saurait surprendre ; les bruits anormaux du cœur droit,
par le fait de leur isochronisme avec les bruits mitraux et de
leur faiblesse relative, étaient nécessairement masqués par ces
derniers. »

Notre opinion est tout à fait conforme à celle du savant Professeur de Lyon. Dans la plupart de nos cas personnels, rien ne
pouvait nous mettre en droit de diagnostiquer une lésion organique de l'orifice qui fait l'objet de notre étude, et, le plus
souvent, ces lésions n'ont été reconnues qu'à l'autopsie. Nous
sommes bien convaincu qu'il est impossible de reconnaître pendant la vie l'insuffisance par lésion organique de la tricuspide

de l'insuffisance fonctionnelle par dilatation du cœur droit, et que pour le rétrécissement, malgré les signes que Duroziez [1] donne dans son étude sur ce genre de lésions, aucun d'eux, à notre avis, n'est suffisant pour établir le diagnostic.

OBSERVATION VI.

Résumée de Chiotti [2].

Rétrécissement des orifices mitral et tricuspide.

A... L..., de Naples, 30 ans, fleuriste, a eu un rhumatisme subaigu compliqué d'endocardite et accompagné de dyspnée et d'œdème des jambes; cette maladie a duré deux mois. Elle entre à l'hôpital le 17 janvier 1879, souffrant de douleurs au pied droit et dans la région iliaque gauche.

On constate de l'œdème des jambes; cyanose avec légère dilatation et ondulation des jugulaires. L'examen de la poitrine fait constater de la submatité et une diminution du murmure vésiculaire aux deux bases. Le cœur bat dans le cinquième espace intercostal ; léger frottement péricardique ; le pouls est petit et irrégulier. Bruit systolique très fort, rude, plus intense à la pointe et à la base, existant aussi à droite du sternum et en bas. Le bruit de souffle diminue sur le trajet de l'aorte, où le deuxième bruit est plus net ; sur l'artère pulmonaire, le deuxième bruit est renforcé. Signes de congestion du côté des viscères abdominaux ; urines albumineuses et bilieuses.

Diagnostic : Rhumatisme avec endo-péricardite ; insuffisance mitrale. En outre, syphilis, la malade ayant eu pendant quatre ans des ulcères à l'anus.

Autopsie. — Œdème généralisé ; hydropisie du péricarde, de la plèvre et du péritoine ; congestion des viscères, ovarite et

---

[1] Duroziez ; Du rétrécissement de la tricuspide, in Gaz. des Hôp. 1868.

[2] Chiotti ; Dans le journal italien *Il Morgagni*, février 1879.

métrite chroniques. Le cœur est très volumineux, le ventricule droit très hypertrophié et dilaté ; les parois et les colonnes charnues sont épaissies ; la valvule tricuspide est racornie et très épaisse, il existe un rétrécissement valvulaire qui permet à peine l'introduction du petit doigt. La valvule mitrale est également épaissie et racornie ; le myocarde est gris-jaunâtre et ramolli.

L'auteur fait suivre son observation des réflexions suivantes : « Il y avait donc sténose et insuffisance des deux orifices auriculo-ventriculaires, *double lésion rare* et que les symptômes n'avaient pas permis de reconnaître pendant la vie. Le bruit présystolique faisant défaut, on avait rejeté l'hypothèse d'une sténose mitrale ; d'autre part, la sténose tricuspide empêchait le reflux du sang dans les veines caves, et par conséquent la production des pulsations du foie et du pouls veineux. »

Nous sommes en concordance d'opinion avec l'auteur pour la difficulté du diagnostic ; mais où nous différons de manière de voir, c'est sur la rareté de la double lésion sur laquelle il insiste : le résultat des nombreuses autopsies de cardiaques que nous avons eu l'occasion de pratiquer nous permet en effet d'affirmer que ces lésions, quoique plus rares que les altérations limitées aux orifices gauches du cœur, sont cependant assez fréquentes.

OBSERVATION VII.

Résumée de Duguet [1].

C..., âgée de 30 ans, entre le 13 octobre 1868 à l'Hôtel-Dieu, pour une affection organique du cœur avec troubles de la parole. Dans sa jeunesse, elle a eu plusieurs attaques de rhumatisme articulaire, et, depuis, elle éprouve des palpitations de cœur avec accès de suffocation assez fréquents. Du côté du

---

[1] Duguet ; Thèse d'agrégation, De l'apoplexie pulmonaire. Paris, 1872.

cœur, on constate un frémissement cataire à la région précordiale ; la pointe est abaissée et en dehors du mamelon ; les battements sont irréguliers, inégaux. Souffle à la pointe, au premier temps, difficile à percevoir ; pouls petit, irrégulier, intermittent. Rien du côté du thorax. Après avoir présenté des douleurs à la face et aux membres, ainsi que des paralysies partielles de ces parties, la malade a quelques crachats sanglants, puis le teint se cyanose peu à peu, en débutant par les orteils et la plante du pied. Le 24 octobre, elle meurt dans l'assoupissement, avec aspect cyanosé de tout le corps.

L'*autopsie* donne, pour le cœur : Ventricule droit et oreillette très dilatés, caillot occupant les deux cavités du cœur droit ; l'orifice tricuspide, rétréci, permet à peine l'introduction de l'extrémité du petit doigt. La valvule ressemble à un diaphragme circulaire percé au centre d'un orifice ovalaire régulier. A la face interne de l'oreillette, couenne fibrineuse intriquée dans les cordages de l'auricule. A gauche, rétrécissement avec insuffisance mitrale ; c'est à peine si l'on peut passer le manche d'un scalpel par cet orifice. L'orifice aortique est peu altéré ; plaques athéromateuses disséminées dans l'aorte.

Ainsi, voilà encore un cas bien net de rétrécissement avec insufisance par lésion organique de la valvule tricuspide, ayant sans aucun doute son origine dans une endocardite rhumatismale, et qui, d'après l'observation clinique, n'a pas été soupçonné pendant la vie ; et en effet, on entendait bien un bruit de souffle au premier temps et à la pointe, signe d'une insuffisance mitrale. Or il est probable que ces bruits mitraux se confondaient avec les bruits tricuspidiens de façon à les masquer ; c'est d'ailleurs ce qui arrive dans la plupart des cas. Un fait à noter, c'est que dans cette observation, si détaillée dans la Thèse de Duguet, il n'est pas fait mention de pouls veineux ; ce symptôme manque du reste assez souvent ; nous avons pu vérifier le fait dans plusieurs observations personnelles.

———

Les Observations qui vont suivre constituent notre seconde catégorie. Comme on peut en juger d'après l'exposé de ces divers cas, les lésions de la tricuspide sont ici moins développées que dans les cas précédents. La forme anatomique de ces lésions est bien différente aussi; le plus souvent ce sont des végétations, souvent aussi les lames valvulaires sont simplement épaissies; la lésion existe indubitablement, mais elle est moins caractérisée que dans les Observations de la première catégorie. L'origine de ces altérations est plus difficile à saisir : ce n'est plus l'endocardite rhumatismale qui joue le principal rôle, qui est la règle, comme dans les cas que nous venons de voir; ici, au contraire, le rhumatisme est presque l'exception; les sujets sont des emphysémateux ou des individus atteints d'affections pulmonaires diverses, affections ayant amené une dilatation du cœur droit, que l'on note toujours dans nos Observations. Cette dilatation s'accompagne d'une insuffisance relative de la tricuspide, lésion primitive, constante, à laquelle sont venues s'ajouter des altérations produites par un état inflammatoire lent, chronique, résultant de l'excès d'activité fonctionnelle imposé au ventricule droit, et par suite à la valvule tricuspide.

OBSERVATION VIII (personnelle).

Le 17 août 1882, entre à l'Hôtel-Dieu, salle Aillaud, n° 11, le nommé B..., Firmin, âgé de 61 ans, marchand ambulant. Cet homme nous raconte qu'en sortant du bain de mer il fut pris d'un frisson violent qui dura plus de vingt minutes. Il rentra chez lui se coucher ; il eut alors un nouveau frisson suivi d'un accès de fièvre très intense. Il ne ressent aucune douleur dans la poitrine, mais il tousse beaucoup et expectore des crachats rouillés caractéristiques.

L'auscultation fait reconnaître tous les signes d'une pneumonie siégeant au sommet gauche, avec congestion très étendue des deux côtés aux bases. Langue saburrale; pouls à 120, mou et dépressible, avec des arrêts. L'auscultation du cœur donne : A la base, un bruit de souffle au deuxième temps; à la pointe, un bruit rude, râpeux, occupant le premier temps, avec maximum au niveau du bord gauche du sternum dans l'aire des bruits tricuspidiens. — Vésicatoire au sommet gauche ; potion de Tood.

Dans la nuit, le malade est pris d'un délire violent, il réclame à grands cris ses vêtements pour sortir de l'hôpital. — Potion avec teinture de musc et alcool. Cette agitation se calme peu après, et, à la visite du matin, l'interrogatoire et l'examen plus complet du malade permirent de constater qu'on était en présence d'un alcoolique.

La pneumonie s'est étendue à tout le lobe supérieur du poumon gauche, et la congestion, plus intense à droite, fait craindre une nouvelle poussée inflammatoire. Au cœur, mêmes signes d'auscultation ; le malade est plus cyanosé que la veille, le derme sous-unguéal est violacé, les lèvres livides ; la respiration est à 40, le pouls à 130. Œdème des membres inférieurs. Malgré tous les efforts d'une médication énergique, le malade succomba le 21 août, quatre jours après son entrée à l'hôpital, dans un accès de délire furieux.

L'*autopsie* fut pratiqué trente heures après la mort. On trouva les poumons très congestionnés, avec une pneumonie à la période d'hépatisation rouge, occupant tout le lobe supérieur du poumon gauche ; quelques adhérences pleurales récentes, pas de liquide dans la plèvre. Le cœur est augmenté de volume, surchargé de graisse, il pèse 550 gram.; les parois du ventri-

cule gauche sont hypertrophiées ; l'orifice mitral est sain ; l'orifice aortique est dilaté, les valvules sigmoïdes épaissies ; l'une
d'elles présente sur son bord libre trois déchirures qui lui don-
nent un aspect frangé ; sur la face supérieure de ces valvules,
siègent plusieurs végétations de la grosseur d'un grain de millet.
Aortite récente ; plaques blanches saillantes disséminées jusqu'au niveau de l'embouchure du tronc brachio-céphalique ; là
elles deviennent plus rares.

Le ventricule droit est très dilaté, ses parois sont amincies ;
nous trouvons deux plaques blanches de la grandeur d'une pièce
d'un franc, au niveau de l'infundibulum de l'artère pulmonaire.
L'orifice pulmonaire est sain. L'orifice tricuspide est dilaté ; les
valvules sont épaissies, surtout à leur bord libre, qui présente une
induration anormale formant un bourrelet fibreux sur tout le
pourtour de ce bord ; les lames valvulaires ont conservé leur
souplesse, mais ne ferment pas complètement l'orifice auriculo-
ventriculaire. En soumettant le cœur à l'épreuve de Duroziez,
l'eau passe du ventricule dans l'oreillette sans difficulté ; la valvule est manifestement insuffisante, et cette insuffisance nous
paraît due à deux causes : d'une part la dilatation exagérée de
l'orifice tricuspide résultant de la dilatation du ventricule, d'autre part l'altération organique du bord libre des lames valvulaires, qui ne leur permet pas de suffire à l'occlusion de cet orifice.

Le foie et les reins sont diminués de volume et crient sous
le scalpel.

ÔBSERVATION IX (personnelle).

Chauvet, Laurent, âgé de 60 ans, menuisier, né à Caudières
(Pyrénées-Orientales), entre à l'Hôtel-Dieu le 28 avril 1883,
salle Ducros, n° 13. Cet homme nous raconte qu'il est malade
depuis deux ans ; il est sujet aux palpitations de cœur et se trouvè
essoufflé pour le moindre effort. A diverses reprises, ses jambes

ont été enflées, et il a dû faire pour cela plusieurs séjours à l'hôpital. Il a eu dans sa jeunesse deux attaques de rhumatisme polyarticulaire, et depuis il ressent des douleurs, dans les membres
inférieurs surtout. Se trouvant plus fatigué ces derniers temps,
il a cessé tout travail, et, l'enflure des jambes augmentant avec
la suffocation, il se décide à entrer à l'hôpital.

A l'examen clinique, nous constatons une dilatation du thorax,
qui a une forme globuleuse accentuée, avec sonorité exagérée à
la percussion sous les clavicules, surtout à droite.

L'auscultation fait entendre de gros râles sibilants que l'on
peut même percevoir à distance ; expectoration abondante de
crachats puriformes, peu aérés, striés de filets sanguins. Au cou,
les veines jugulaires sont dilatées, variqueuses, et présentent
le phénomène du pouls veineux vrai, systolique. L'examen du
cœur donne à la percussion les signes d'une dilatation prononcée;
matité très étendue du côté du ventricule droit, qui déborde le
sternum à droite dans un espace de deux travers de doigt ; la
pointe du cœur est abaissée. L'auscultation de cet organe donne
un bruit de souffle très rude, occupant tout le premier temps et
se propageant vers l'aisselle gauche; le maximum est à la pointe;
cependant, à mesure qu'on rapproche le stéthoscope du bord
gauche du sternum, le bruit de souffle ne diminue guère, il semble conserver la même intensité, quoique plus doux; on l'entend
avec ces caractères jusque sous l'extrémité inférieure du sternum.

La dyspnée est intense, le faciès cyanosé ; pouls irrégulier,
petit, dicrote.—On fait une saignée de 400 gram. et une application de 12 ventouses sèches sur le thorax.

Le lendemain, 29 avril, amélioration légère ; la suffocation a
diminué ; les râles sibilants, moins nombreux, permettent de
mieux ausculter le cœur ; le souffle au premier temps, et dans
la région sous-mamelonnaire, s'entend toujours avec la même
intensité, perçu depuis la pointe du cœur jusqu'au bord gauche
du sternum. L'analyse des urines décèle une quantité notable

d'albumine. Pouls petit, à 116, dicrote.— Poudre de feuilles de digitale et élixir de Green.

Les jours suivants, le malade se sent mieux, la respiration est plus libre, les palpitations moins fréquentes ; le pouls s'est relevé. Le diagnostic porté fut : Bronchite emphysémateuse avec insuffisance mitrale et dilatation du cœur droit, donnant probablement lieu à une insuffisance fonctionnelle de la tricuspide.

Le 8 mai, le malade est pris d'un nouvel accès de suffocation ; les urines sont rares, albumineuses ; l'œdème des jambes augmente et remonte jusqu'aux genoux.—Une injection hypodermique de morphine calme la dyspnée ; vin diurétique de Trousseau ; pour le reste du traitement, *ut suprà.*

15. Crachats sanguinolents en abondance ; l'œdème a envahi le scrotum, la cyanose est très intense, la dyspnée extrême ; pouls petit, fréquent et irrégulier. — Ventouses sèches sur le thorax, mouchetures sur les parties œdématiées. Dans la nuit suivante, le malade est pris de délire et meurt dans le coma.

L'*autopsie*, faite le 17 mai, donne comme résultat : Une péricardite légère, quelques cuillerées de liquide dans le péricarde, plaques laiteuses sur la face antérieure du ventricule droit. Le cœur pèse 420 gram. ; le ventricule gauche est hypertrophié. Insuffisance mitrale avec plaques athéromateuses sur la valvule ; aorte parsemée de petites concrétions calcaires, surtout au-dessus des sigmoïdes. Le ventricule droit est très dilaté et légèrement hypertrophié ; l'endocardite est d'un blanc laiteux, opaque, surtout au niveau de l'orifice auriculo-ventriculaire et dans la partie correspondant à l'infundibulum. La valvule tricuspide est insuffisante, ses bords sont épaissis et frangés ; la lésion porte principalement sur la valve antérieure. Sur la face supérieure de la valvule, sont deux plaques calcaires assez étendues, semblables à celles rencontrées sur la mitrale. Les cordages tendineux du muscle papillaire antérieur sont indurés, comme cartilagineux ; plusieurs sont rompus et permettent, dans l'expérience de Duroziez, à une portion de la valve antérieure de flotter.

Poumons emphysémateux. Foie cardiaque. Reins congestionnés.

OBSERVATION X [1] (personnelle).

Marie D..., 64 ans, cigarière, entre à l'Hôtel-Dieu, salle Sainte-Élisabeth, dans un état complet de cachexie. Elle n'a jamais été atteinte de rhumatisme, nie toute habitude d'alcoolisme, et rien, dans l'examen, ne peut mettre en droit de soupçonner la syphilis. Elle a eu à supporter de grandes souffrances morales, et depuis la mort de son dernier enfant, survenue il y a deux ans, elle est tombée dans un découragement tel qu'elle restait souvent plusieurs jours sans vouloir prendre de nourriture. La face est cyanosée, les lèvres sont violacées, couleur lie de vin ; œdème des malléoles ; dyspnée intense ; la respiration est courte, stertoreuse ; les veines jugulaires sont dilatées, comme variqueuses, et sont le siège d'un frémissement ondulatoire ; pas de pouls veineux bien net. L'auscultation de la poitrine fait reconnaître une congestion intense occupant la base des deux poumons, et remontant à droite jusqu'au niveau de l'angle inférieur de l'omoplate ; pas de râles crépitants fins ni de souffle, mais de gros râles muqueux dans la partie supérieure des poumons ; aux bases, la respiration est très obscure. Au cœur, matité s'étendant au delà du bord droit du sternum ; la pointe bat au niveau du bord supérieur de la sixième côte, dans le cinquième espace intercostal, un peu en dehors du mamelon ; à l'ausculation, on perçoit un bruit de souffle rude, prolongé, à la pointe et au premier temps ; ce bruit s'entend dans toute

---

[1] Cette observation, recueillie en collaboration avec notre ami le Dr Boy, alors interne du service, a paru résumée dans sa Thèse inaugurale, *loc. cit.*

l'étendue de la surface cardiaque, depuis la pointe jusque vers le bord droit du sternum ; à la base, bruit de souffle très rude aussi, siégeant au niveau du foyer aortique et coïncidant avec le second temps.

Au niveau de l'articulation des deuxièmes cartilages costaux avec le sternum, et un peu à droite, on perçoit une sensation très nette de battement indépendant des battements du cœur, mais isochrone avec ceux-ci ; en appliquant la main sur cette région, on sent un frémissement cataire très fort et très étendu. A la percussion, matité s'étendant dans un rayon de 10 centim. environ ; à l'auscultation, on perçoit un double bruit de souffle perçu à la base du cœur dans l'aire des bruits aortiques.

Diagnostic porté : Anévrysme de la crosse de l'aorte; insuffisances aortique et mitrale ; dilatation du cœur droit avec insuffisance de la triscuspide ; de plus, congestion pulmonaire.

Le lendemain de son entrée, la malade crache quelques filets de sang ; la dyspnée diminue, la cyanose devient plus intense, l'œdème des jambes remonte jusqu'aux cuisses. Pouls très irrégulier et dépressible. — Traitement : Eau-de-vie allemande ; ventouses sur le thorax ; toniques et stimulants de toutes sortes ; mouchetures sur les membres inférieurs œdématiés.

Les jours suivants, l'état de la malade s'aggrave continuellement ; elle meurt en pleine asystolie, le cinquième jour de son entrée à l'hôpital.

Autopsie. — Cœur très dilaté ; parois ventriculaires hypertrophiées ; poids (avec la dilatation de la crosse de l'aorte) 720 grammes. Le péricarde viscéral présente de grandes plaques laiteuses. Ce qui frappe tout d'abord la vue, c'est une énorme dilatation de la crosse de l'aorte, qui forme une cavité permettant facilement l'introduction du poing ; les parois de cette cavité, qui mesure 12 centim. et demi dans le sens de l'artère et 10 centim. dans le sens perpendiculaire à la direction du vaisseau, est tapissée à l'intérieur de nombreuses plaques athéromateuses et calcaires. Les parois de l'aorte sont très épaisses ; celles du ventricule gauche mesurent 15 millim. d'épaisseur, l'endocarde est d'un blanc laiteux, l'orifice mitral dilaté ; les valves de la mitrale présentent un bourrelet fibreux sur leur bord libre qui empêche le jeu de la valvule ; sous l'eau, la mitrale est insuffisante. Les sigmoïdes aortiques sont racornies et insuffisantes aussi. A droite, même altération de l'endocarde observée dans le ventricule gauche ; l'orifice tricuspide est dilaté et mesure 125 millim. de circonférence, c'est-à-dire 18 millim. environ de plus qu'à l'état normal ; les trois lames valvulaires sont épaissies, opaques, ont perdu leur souplesse ordinaire ; les tendons qui viennent s'insérer sur leur face inférieure sont gros et courts ; les piliers présentent à la coupe une série de petits points d'un blanc nacré ; ils sont durs, sclérosés. Le bord libre des valves tricuspidiennes forme un bourrelet fibreux, irrégulier, dentelé ; l'eau, dans l'épreuve de Duroziez, passe rapidement du ventricule dans l'oreillette ; celle-ci est très dilatée et hypertrophiée. Tout le système artériel présente les manifestations de l'artérite chronique ; les radiales sont dures, flexueuses, avec des nodosités en forme de chapelet. Les poumons sont congestionnés, surtout aux bases. Adhérences pleurales anciennes au sommet droit. Reins sclérosés. Le foie est petit, décoloré, criant sous le scalpel.

OBSERVATION XI (personnelle).

T..., Jeanne, 59 ans, ménagère, née à Turin (Italie), entre à l'Hôtel-Dieu le 9 avril 1883, salle Sainte-Élisabeth, lit nº 7, dans un état de suffocation extrême. La malade ne peut rester étendue, elle est obligé de s'asseoir sur le bord de son lit, le dos soutenu par des coussins, pour pouvoir respirer. Le pouls radial est fréquent, petit et très irrégulier ; la face est cyanosée, les

veines du cou, gonflées, présentent le phénomène du pouls veineux coïncidant avec le pouls radial.

L'auscultation de la poitrine fait entendre de nombreux râles
humides dans toute l'étendue des poumons ; obscurité du murmure vésiculaire au sommet droit. Au cœur, matité très étendue au niveau du ventricule droit, bruit de souffle léger à la
pointe et au premier temps ; à droite, sous le sternum, on entend
un bruit de souffle rude, systolique, plus intense que celui perçu
à la pointe, paraissant avoir son origine à l'orifice auriculo-ventriculaire droit, car on le perçoit très nettement au niveau de
l'appendice xiphoïde, où il paraît avoir son maximum ; on l'entend encore en portant le stéthoscope plus en dehors vers
l'aisselle droite, tandis qu'à mesure qu'on se rapproche de la
pointe du cœur ce souffle s'affaiblit, pour faire place à un autre
bruit, plus faible, ayant son maximum à la pointe même, et se
propageant vers l'aisselle gauche.

Diagnostic porté : Insuffisance mitrale; bronchite chronique;
dilatation du ventricule droit avec insuffisance relative de la
tricuspide.

En présence de cette suffocation intense et de l'état de gêne
circulatoire, on applique six ventouses scarifiées sur le thorax ;
inhalations d'oxygène et d'iodure d'éthyle contre la dyspnée ;
injection morphinée ; digitale.

10 avril. Légère amélioration ; quelques mouchetures sont
pratiquées sur les membres inférieurs, très œdématiés ; il s'é-
coule une grande quantité de sérosité.

11 avril. Nouvel accès de suffocation, plus intense que le
premier jour ; angoisse précordiale, tendance à la syncope ;
la cyanose s'accentue. A midi, on pratique une saignée de 300
gram.; la malade se sent soulagée. A la visite du soir, la dyspnée
est de nouveau revenue avec des caractères très inquiétants qui ne
laissent aucun doute sur l'issue de la maladie : en effet, la patiente
meurt dans un état d'agitation extrême le 12 avril au matin.

Autopsie.— Poumons : Bronchite chronique avec dilatation des bronches ; congestion au sommet droit sur un point limité ; pas de tubercules.

Cœur : Dilatation considérable du ventricule droit, ses parois sont amincies ; insuffisance de la tricuspide, laquelle présente sur le bord libre de ses valves un grand nombre de végétations de la grosseur de grains de millet, et deux plus grosses, siégeant sur la valve antérieure. Les lames valvulaires sont très épaisses, laiteuses, et ont perdu leur transparence normale.

L'orifice mitral est peu altéré; la valvule mitrale, légèrement insuffisante, présente sur sa face supérieure deux petites plaques athéromateuses. Aortite récente ; pas de lésions valvulaires de l'aorte, pas d'hypertrophie cardiaque.

Foie : Cet organe présente l'aspect du foie cardiaque (foie muscade). Les reins sont augmentés de volume, très congestionnés.

OBSERVATION XII (personnelle).

Schmitt, Georges, 65 ans, verrier, né à Pise (Italie), entre à l'Hôtel-Dieu, salle Ducros, n° 14, le 28 mai 1883. Rhumatisant depuis l'âge de 20 ans, époque où il eut sa première attaque; il a eu depuis deux nouvelles attaques : la première cinq ans après, la dernière à l'âge de 32 ans.

Cet homme se présente à nous avec les apparences les plus marquées du type cardiaque : Face bouffie, teint cireux, bleuâtre; respiration courte, pénible. Les jambes sont enflées ; le pouls est bondissant, assez régulier ; les veines du cou, dilatées, sont soulevées par les battements carotidiens. Il se plaint de vives douleurs dans le sein gauche et remontant vers l'épaule du même côté ; ces douleurs surviennent brusquement, et à ces moments-là il est plus suffoqué que d'habitude. Il ne dort pas la nuit et est obligé de se tenir assis dans son lit pour pouvoir respirer.

L'auscultation du thorax fait entendre un mélange de râles sibilants et muqueux; il a craché du sang plusieurs fois, et actuel-

lement il nous montre des crachats épais, striés de filets sanguins. Au cœur, on perçoit à la base un bruit de souffle rude,
prolongé, occupant les deux temps, avec propagation dans les
carotides, qui sont violemment soulevées. Les bruits de la
pointe sont mal frappés, surtout le premier bruit, qui paraît un
peu prolongé et un peu roulant. Au niveau du foyer des bruits
tricuspidiens, rien d'anormal ; rien non plus à l'orifice pulmonaire.

Diagnostic : Insuffisance aortique, avec emphysème pulmonaire.

Jusqu'au 1er juillet, rien de particulier ne fut noté ; sous
l'influence de purgatifs répétés, de diurétiques et de toniques,
le malade se trouva amélioré ; il se lève, et pensait quitter l'hôpital, quand, le 9 juillet, il fut pris d'un accès violent de suffocation suivi d'hémoptysie ; congestion pulmonaire très prononcée,
cyanose de la face. Au cœur, mêmes phenomènes d'auscultation ;
mais au niveau du bord gauche du sternum, vers la base de
l'appendice xiphoïde, on perçoit un bruit de souffle léger ayant
un timbre particulier, bruit que l'on n'avait pas entendu jusque-
là ; ce bruit est intermittent ; par moments, on l'entend pendant
plusieurs fois de suite, puis il manque pendant quelques battements, pour reparaître ensuite. — Pouls 120 ; l'œdème des
jambes augmente, il se développe un commencement d'ascite.
Grâce à un traitement énergique, cet état aigu se calme, la respiration devient plus libre les jours suivants ; les battements du
cœur, moins tumultueux, permettent de localiser le bruit de souffle nouveau ; il s'entend très nettement le long du bord gauche du
sternum ; il est rude, râpeux, toujours intermittent et occupe le
premier temps. Le cœur est très dilaté, la matité s'étend à
3 centim. en dehors du bord droit du sternum ; on ajoute au
diagnostic : dilatation du cœur droit, insuffisance relative de la
tricuspide.

20 juillet. Même état ; le souffle persiste à droite avec les

mêmes caractères ; il est plus fort que le souffle perçu à la pointe. — Eau-de-vie allemande ; digitale, café, toniques.

Le malade se maintient dans cet état jusqu'aux premiers jours de novembre. Le 7 de ce mois, la respiration est de nouveau plus gênée ; accès d'asthme, douleur vive à la région précordiale. — Injection morphinée, ventouses sur le thorax. L'auscultation, que nous n'avions plus pratiquée depuis plusieurs jours, nous fait entendre : à la base, au foyer aortique, un double bruit de souffle au premier et au deuxième temps ; dans la ligne sous-mamillaire, le bruit perçu au bord gauche du sternum est renforcé, plus régulier ; on l'entend jusqu'à la pointe, où il masque les bruits normaux de la mitrale.

10 novembre. Suffocation extrême, cyanose et œdème généralisés ; on ne peut localiser aucun bruit. Le pouls, très irrégulier, est à 110 ; l'ascite a augmenté rapidement ; les urines, très rares, sont albumineuses. Le malade meurt le lendemain, 11 novembre.

Autopsie. — Poumons emphysémateux, très congestionnés.

Cœur : Surcharge graisseuse, augmentation de volume ; poids, 420 gram. Ventricule gauche hypertrophié, oreillette dilatée, orifice mitral peu altéré ; la valvule mitrale présente sur sa face supérieure de petites granulations fibreuses très dures ; l'orifice aortique est le plus lésé, il est insuffisant ; l'eau passe rapidement de l'aorte dans le ventricule, les valvules sigmoïdes sont très épaisses et racornies ; des concrétions calcaires très grosses existent à la jonction des valvules et de l'aorte ; celle-ci est le siège d'une inflammation remontant jusqu'à la crosse, elle est parsemée de plaques calcaires et fibreuses.

Cœur droit : Dilatation et hypertrophie du ventricule, oreillette dilatée. Endocardite récente occupant tout le ventricule ; l'endocarde est d'un blanc laiteux, avec plaques plus blanches. L'orifice tricuspide est plus grand qu'à l'état normal, trois doigts y passent

facilement ; le jeu des valvules est conservé ; elles sont légèrement épaissies, opaques, et offrent sur leur face supérieure et
sur leur bord libre une série de petites végétations. Une de ces
végétations, de la grosseur d'un pois, longue de 1 centim., ayant
un pédicule délié, grêle, siège sur la valve antérieure, tout près
du bord libre ; incisée, cette végétation crie sous le scalpel et
paraît formée de tissu fibroïde. Trois autres végétations, de
même nature mais d'un volume moindre que la précédente, sont
implantées, l'une sur la face supérieure, les autres sur le bord
libre des deux valves postérieures. En soumettant le cœur à l'expérience de Duroziez dans un vase plein d'eau, on constate que
la valvule tricuspide est insuffisante, et que cette insuffisance
est due en partie à l'interposition de ces végétations (surtout de
celle siégeant sur la valve antérieure) entre les lames de la valvule.

Le foie, augmenté de volume, est graisseux. Les reins sont
congestionnés, les principales artères sont athéromateuses.

Nous trouvons ici, jointe à une insuffisance relative, due à la
dilatation du ventricule droit, une insuffisance réelle de nature
organique et inflammatoire, par le fait de ces végétations qui
viennent s'interposer entre les lames valvulaires de façon à permettre le reflux du sang du ventricule dans l'oreillette au moment de la systole ventriculaire. Cette lésion pourrait servir à
expliquer l'intermittence du bruit de souffle, que l'on ne percevait
pas toujours à l'auscultation.

En effet, ne pourrait-on pas admettre avec quelque raison
que, dans le cas présent, ces végétations assez mobiles, presque
pédiculées, grâce à leur longueur pouvaient, à certains moments,
venir se placer entre les lames valvulaires de façon à empêcher
l'application exacte de ces lames, et par moments aussi rester
sur la face supérieure de la valvule et permettre ainsi aux valves
de la tricuspide de se juxtaposer plus complètement ?

Nous ne pouvons guère nous expliquer autrement cette intermittence observée pendant la vie.

Communiquée par le Dr A. MAUREL, Chef de clinique médicale.

La nommée L..., âgée de 50 ans, entre le 28 novembre 1883,
salle Sainte-Catherine, nᵒ 4, dans le service du professeur Girard.
Cette femme a été atteinte trois fois de rhumatisme articulaire
aigu, la dernière fois à l'âge de 33 ans.

Depuis, elle souffre continuellement de palpitations au cœur
et de douleurs erratiques dans les membres. Elle est très suffo-
quée pour le moindre effort ; nous constatons un œdème généralisé ayant commencé par les chevilles ; ascite très manifeste ;
teinte cyanosée aux lèvres et aux extrémités des doigts.

A l'auscultation, souffle rude à la pointe et au premier temps ;
à la base, vers le milieu du sternum, souffle siégeant également
au premier temps, qui ne paraît pas être dû à la propagation du
bruit de la pointe, car entre les deux sièges de ces bruits anormaux il y a un espace assez étendu où l'on ne perçoit rien
d'anormal. Les veines jugulaires sont très dilatées et flexueuses ;
pas de pouls veineux constaté. Le pouls radial est petit, irrégulier, mou et très dépressible.

La malade meurt en pleine asystolie, cinq jours après son entrée
à l'hôpital.

L'*autopsie* donne comme résultat :

Cœur volumineux, pesant 320 gram. ; ventricule gauche
hypertrophié ; la valvule mitrale, épaissie, racornie, est insuffisante ; elle présente sur plusieurs points des plaques d'une dureté
cartilagineuse.

Épaississement considérable des valvules aortiques, mais pas
de rétrécissement de l'orifice.

Le cœur droit offre une dilatation notable du ventricule et de l'oreillette ; les bords de la valvule tricuspide sont parsemés de petites végétations siégeant sur la face supérieure des valves ; les lames de la tricuspide sont plus épaisses que celles de la valvule mitrale. Poumons fortement congestionnés. Le foie, d'une coloration feuille morte, pèse 1,800 gram. Les reins sont pâles, blanchâtres, d'une consistance moindre qu'à l'état normal, et augmentés de volume.

OBSERVATION XIV.

Communiquée par notre collègue C. Oddo, interne du service.

Hôpital de la Conception, salle Sainte-Julie, entre le nommé Jouvent, Marius, âgé de 30 ans, employé de commerce. Ce malade a eu, il y a quelques années, deux attaques de rhumatisme polyarticulaire aigu, à la suite desquelles il a conservé des palpitations de cœur. Actuellement, il est très suffoqué ; la respiration, des plus pénibles, s'élève à 39 inspirations par minute ; le pouls, à 116, est petit, dur et très irrégulier. La face est cyanosée, les veines du cou sont gonflées et animées de battements isochrones au pouls radial. Œdème autour des malléoles.

L'auscultation de la poitrine fait entendre, à droite, au sommet du poumon, un souffle très rude ; un peu plus bas, à la partie moyenne, de nombreux râles fins, secs, se produisant par bouffées, et seulement dans l'inspiration à la base du même poumon et dans tout le poumon gauche, congestion très considérable. En appliquant l'oreille sur la région précordiale, on entend un double bruit de souffle d'une rudesse extrême à la pointe ; le cœur paraît énorme, les battements sont tumultueux et très irréguliers; la pointe, notablement abaissée, bat dans le sixième espace intercostal. A la base, souffle râpeux au premier temps, se propageant dans les carotides.

Les jours suivants, l'œdème des chevilles augmente et atteint les genoux ; les urines sont albumineuses.

Les phénomènes d'auscultation du thorax suivent les modifications ordinaires de la pneumonie, qui est, en ce moment, à la période d'hépatisation rouge ; les crachats, assez abondants, sont caractéristiques. Au cœur, mêmes bruits à la pointe et à la base; on n'entend aucun souffle au foyer tricuspidien. Le huitième jour après son entrée à l'hôpital, le malade meurt.

Autopsie. — Cœur hypertrophié, pesant 500 grammes ; ventricule gauche, parois très épaisses ; l'orifice auriculo–ventriculaire est le siège d'un rétrécissement avec insuffisance de la valvule mitrale, qui est racornie, très épaissie et présente dans sa texture intime un véritable semis de concrétions calcaires très petites. A l'orifice aortique on trouve également de petites concrétions calcaires sur les sigmoïdes ; l'aorte offre plusieurs plaques athéromateuses. L'orifice pulmonaire est sain.

L'orifice auriculo-ventriculaire droit est dilaté, comme d'ailleurs tout le ventricule du même côté ; la valvule tricuspide est opaque, laiteuse ; les lames sont manifestement épaissies, surtout à leur bord libre, qui présente comme un bourrelet fibreux ; l'endocarde droit présente dans son ensemble une coloration d'un blanc nacré.

Poumons : A droite, pneumonie à la période d'hépatisation rouge, occupant les lobes supérieur et moyen ; à gauche, au sommet, noyau de congestion très intense. Les deux bases sont rouges, dures, et laissent échapper à la coupe un liquide gommeux et sanglant. Les reins sont aussi congestionnés, avec dégénérescence graisseuse de la substance corticale ; les pyramides de Malpighi sont effacées en partie. Le foie est sclérosé.

OBSERVATION XV (personnelle).

Pélissier, Joseph, 44 ans, journalier, entré à l'hôpital de la

Conception, salle Saint-Paul, lit n° 25. Cet homme n'accuse aucun symptôme de rhumatisme ni de syphilis ; il buvait du vin et des liqueurs, mais n'a jamais commis d'excès de boissons. Il y a dix ans environ, il a craché du sang pendant huit jours à la suite d'une douleur de côté; il a fait pour cela un séjour de six semaines à l'hôpital. Depuis cette époque, il s'enrhume souvent pendant l'hiver, sans être pour cela obligé de cesser son travail; mais il est suffoqué pour le moindre effort.

Ces derniers temps, il était employé à laver des voitures, ce qui l'obligeait à être souvent les pieds dans l'eau; il toussait déjà depuis une quinzaine de jours, lorsque, à la suite d'un refroidissement, il eut un nouvel accès de suffocation; puis ses jambes commencèrent à enfler le soir; il cessa son travail et vint solliciter son admission à l'hôpital.

Nous constatons un œdème assez étendu au niveau des malléoles ; la face est un peu cyanosée, les lèvres violettes; le pouls petit, mais régulier, bat 90. Gêne de la respiration; pas d'albumine ni de sucre dans les urines. Les veines du cou sont dilatées, variqueuses, soulevées par une ondulation très marquée.

La pointe du cœur bat dans le cinquième espace intercostal à 2 cent. en dehors et au-dessous du mamelon; la matité précordiale dépasse les limites ordinaires ; le cœur est augmenté de volume.

Le malade se plaint d'une sensation de gêne au creux épigastrique. Les bruits du cœur sont bien frappés à la pointe et à la base; à droite, on perçoit un souffle léger, systolique, dont le maximum est au bord gauche du sternum dans le cinquième espace intercostal; on perçoit ce bruit très nettement dans une étendue de 4 cent. en bas et à droite du sternum.

Aux poumons, sonorité exagérée dans les clavicules à la percussion, pas de voussure bien apparente. L'auscultation donne une diminution du bruit respiratoire et quelques râles sibilants et ronflants disséminés. Expectoration peu abondante de crachats jaunâtres et peu aérés. Diagnostic porté : Emphysème pulmonaire, avec bronchite ; insuffisance de la tricuspide. — Diète lactée, purgatifs drastiques répétés tous les trois jours.

Cet état se maintient jusqu'au 1er janvier, avec les mêmes signes extérieurs et le même bruit de souffle au cœur.

Depuis le 1er janvier, l'état général va en s'aggravant. Nous notons une faiblesse extrême; l'œdème des membres inférieurs augmente rapidement et envahit les bourses et le pénis; les membres supérieurs, le thorax et l'abdomen sont aussi le siège d'un œdème considérable; les téguments finissent par être tendus, luisants, décolorés et frappés d'anesthésie; les urines sont albumineuses. L'auscultation fait entendre des râles sous-crépitants dans les deux poumons. Au cœur, le bruit de souffle est plus rude, plus intense qu'il n'a jamais été; son maximum est au niveau de l'articulation chondro-sternale de la quatrième côte gauche. Les jours suivants, même état ; cyanose extrême, dyspnée, pouls veineux systolique très évident; mêmes signes d'auscultation cardiaque et pulmonaire. — Drastiques et stimulants comme traitement ; mouchetures sur les membres inférieurs ; ponction du scrotum avec une épingle.

16 janvier. Les bourses se sphacèlent, les organes génitaux sont couverts d'eschares gangréneuses. — Le malade meurt dans la nuit.

L'*autopsie* fut pratiquée trente heures après. Les poumons sont emphysémateux, très infiltrés; congestion hypostatique aux deux bases, pas de tubercules. Le cœur, dilaté dans son ensemble, pèse 400 gram. ; ses parois sont amincies ; les orifices aortique et mitral sont sains. Nous constatons une suffusion sanguine de tout l'endocarde droit et gauche ; l'orifice pulmonaire est sain aussi.

Le ventricule droit est très dilaté; l'orifice tricuspide mesure 13 centim. de circonférence; la valvule est rouge, plus épaisse que la mitrale, mais fonctionne bien ; les piliers sont hypertrophiés et jaunâtres à la coupe, les cordages tendineux plus gros qu'à l'état normal.

Foie graisseux. Reins congestionnés.

Ce cas montre combien est grande la difficulté du diagnostic de l'insuffisance tricuspidienne de cause organique ; j'ajouterai même que le diagnostic est presque impossible.

En effet, en présence de ce bruit de souffle si net au niveau du bord gauche du sternum et du quatrième espace intercostal, nous étions en droit de supposer une insuffisance tricuspidienne ; mais était-elle due à une altération valvulaire ou à une simple dilatation du ventricule droit, ayant amené la dilatation de l'orifice ? Les symptômes dans les deux cas étant les mêmes, sauf peut-être la rudesse du bruit de souffle, plus grande dans le cas de lésion organique, d'après Duroziez, nous ne pouvions nous prononcer ; les antécédents du malade ne nous donnaient aucun renseignement au point de vue étiologique : pas de rhumatisme, pas de syphilis ni d'alcoolisme ; une seule chose nous fit opiner pour une lésion fonctionnelle plutôt qu'organique : c'était l'absence totale de signes indiquant une lésion du cœur gauche concomitante. Or, comme dans l'immense majorité des cas, d'après nos observations personnelles, nous avons pu nous convaincre que lorsqu'il y a une lésion ancienne au cœur gauche, mitrale ou aortique, et que pendant la vie on s'est trouvé en présence de symptômes indiquant la coexistence de troubles dans le fonctionnement de la tricuspide, les autopsies ont presque toujours révélé l'existence de lésion organique de cette valvule ; pour cette raison, disons-nous, nous avons exclu l'idée d'une altération matérielle, d'origine inflammatoire, de la valvule.

C'est ce que l'autopsie est venue confirmer : il y a bien en effet une suffusion sanguine de l'endocarde et des valvules ; mais cette teinte est uniforme, se montre dans toute l'étendue de l'endocarde, et nous la mettons volontiers sur le compte de l'imbibition cadavérique. Les lames de la tricuspide sont évidemment plus épaisses que celles de la mitrale; mais elles sont lisses, n'offrent aucune rugosité, ni végétation, ni épaississement particulier de leur bord libre; de plus, l'épreuve de l'eau, imaginée par Duroziez, a parfaitement démontré l'intégrité de leur fonctionnement.

OBSERVATION XVI.

Résumée de COHM [1] d'après DUGUET [2].

Il s'agit d'un homme de 28 ans, qui présenta pendant trois mois environ une dyspnée intense accompagnée de toux convulsive chaque fois qu'il se livrait à des mouvements énergiques; il eut à diverses reprises des expectorations de crachats noirâtres et sanglants, et présenta dans les derniers jours de sa vie les signes d'un œdème du poumon. La matité du cœur était très étendue.

L'*autopsie* permit de constater ce qui suit. La moitié droite du cœur est élargie, dilatée; les valvules sont racornies et parsemées abondamment d'excroissances verruqueuses; on trouve à la partie supérieure du foramen ovale trois petites masses semblables, à peu près libres, entourées d'exsudat et de fibrine. L'oreillette et le ventricule sont libres; l'ostium venosum présente les signes d'une endocardite récente; les valvules sont épaissies et fortement enduites de fibrine.

OBSERVATION XVII.

Résumée de LANGER [3].

Un homme de 30 ans souffre depuis quelques semaines de

---

[1] Cohm ; Klinik der embolischen Gefässkrankeiten. Berlin, 1860.

[2] Duguet ; De l'apoplexie pulmonaire, Thèse d'agrégation. Paris, 1872.

[3] Langer ; Stricker's med. Jahrb. Heft IV, pag. 512, 1881. Endocarditis ulcerosa der tricuspidalis und pulmonal Klappen.

palpitations et de dyspnée. Il est cyanosé et présente de l'œdème des membres inférieurs et des téguments de l'abdomen. Le cœur paraît fort hypertrophié ; à la pointe, on perçoit un frémissement ; l'auscultation révèle, à la pointe et à la base, un double bruit de souffle ; les bruits de l'orifice pulmonaire sont nets.

10 mai. L'œdème augmente, nombreux râles pulmonaires ; au bord inférieur du sternum et au niveau de l'artère pulmonaire, existent deux souffles systolique et diastolique. Arythmie.

20 mai. Râles nombreux, grande . dyspnée, hémoptysie. Le sang expectoré est en partie foncé, en partie rouge clair et mousseux.

29 mai. On constate à droite les signes d'un pneumo-thorax. Cyanose, mort.

Autopsie. — On trouve dans la plèvre droite de l'air et de la sérosité ; foyer d'hépatisation à la base du poumon droit ; congestion pulmonaire intense.

Le cœur est énorme, trois fois plus gros qu'un cœur normal, et pourtant le ventricule gauche n'a guère augmenté de volume.

L'orifice mitral est rétréci et n'offre qu'une fente longue de 1 centim. et demi. L'orifice aortique a d'épaisses plaques calcaires.

Le ventricule droit est très dilaté, surtout dans la partie qu'on nomme le cône artériel ; ses parois sont épaisses de 1 centim. L'endocarde du cône artériel et la membrane interne de l'artère pulmonaire sont ulcérés, rugueux.

Les valvules pulmonaire et tricuspide, à bords épais et en partie soudés ensemble, sont ulcérées sur plusieurs points. Le bord libre de la tricuspide est semé d'une série de bourgeons gros comme des têtes d'épingle.

CONCLUSIONS.

Les altérations de la valvule tricuspide sont beaucoup plus fréquentes qu'on ne l'accepte généralement.

Elles coexistent d'habitude avec des lésions analogues du cœur gauche.

Limitées à la tricuspide, les orifices et valvules du cœur gauche étant sains, elles sont excessivement rares.

Ces altérations de la valvule tricuspide nous paraissent pouvoir être divisées en deux groupes.

Dans le premier groupe, il s'agit de lésions dues évidemment à une endocardite ancienne d'origine rhumatismale ; il y a alors presque toujours, avec un rétrécissement tricuspidien, un rétrécissement mitral. Les lésions de la tricuspide et de la mitrale paraissent contemporaines et sont à peu près de même degré. Ces faits sont les plus rares ; on les rencontre en général chez des sujets jeunes.

Dans le second groupe de cas, les lésions de la tricuspide sont bien différentes des précédentes. Elles consistent en épaississement de l'endocarde valvulaire, végétations, etc... On les rencontre surtout chez des sujets avancés en âge, ayant ou non des attaques de rhumatisme dans les antécédents, et porteurs, soit de lésions mitrales ou aortiques, soit de lésions pulmonaires diverses.

Nous attribuons, dans ces cas, à l'excès de fonctionnement du cœur droit dilaté et forcé, l'épaississement de l'endocarde intraventriculaire et la production de lésions consécutives de la valvule tricuspide.

Enfin, le diagnostic des lésions de la valvule tricuspide, de cause organique, est impossible à faire, en l'état actuel de la science.

BIBLIOGRAPHIE.

———

CORVISART. — Essai sur les maladies et les lésions organiques du
   cœur, 1811.

BERTIN et BOUILLAUD. — Maladies du cœur et des gros vaisseaux.
   Paris, 1824.

BOUILLAUD. — Traité clinique des maladies du cœur, 1834.

PIORRY. — Maladies du cœur et des gros vaisseaux, 1842.

BEAU. — Considérations générales sur les maladies du cœur. (Archiv.
   de Méd., 1853.)

Ch. BERNARD. — Quelques remarques sur les lésions valvulaires des
   cavités droites du cœur.(Archiv. gén. de Méd., août 1856.)

ROTH. — Fall von Insuff. des tricuspidal-Klappe. (Bayerisches
   artzliches Intelligenzblatt, 1858.)

GUTTMANN. — Die Insuff. valvulæ tricuspidalis. (Diss. Berol. 1858.)

CHARCOT.— Concrétions fibrineuses du cœur droit. (Comptes rendus
   de la Soc. de Biologie, 1851.)

COHN. — Klinik der embolischen Gefässkrankeiten. Berlin, 1860.

MALHERBE. — Du rétrécissement de l'orifice auriculo-ventriculaire
   droit. (Echo médical, 1860.)

CHARCOT et VULPIAN. — Note sur l'endocardite ulcéreuse aiguë à
   forme typhoïde, à propos d'un cas d'affection ulcéreuse de la
   valvule tricuspide.(Mém. de la Soc. de Biologie, 3ᵉ série,
   tom. III, pag. 205, 1861.)

STOCKES. — Traité des maladies du cœur et de l'aorte, traduit par
   Sénac, 1864.

PROUST. — Polypes du cœur droit. (Mém. de la Soc. de Biologie,
   1864.)

HALDANE.—Case of disease of the tricuspid valve. (Edinb.med. Journ.
   septembre 1864.)

GEIGEL.— Nouvelles recherches sur l'insuffisance de la valvule tricuspide et sur le pouls veineux. (Wurzburger medizinische
   Zeitschrift, tom. IV, 1865.)

WILKS. — Cases of insuff. of the tricuspid valve. (Med. Times and Gaz., 1865.)

GOURAUD. — Influence pathogénique des maladies pulmonaires sur le cœur droit. Thèse de Paris, 1865.

BOUYER. — De l'insuffisance de la valvule tricuspide. Thèse de Paris, 1866.

NIEMEYER. — Éléments de pathologie interne et de thérapeutique, pag. 384. Paris, 1866.

DIEULAFOY. — Insuffisance tricuspide et mitrale. (Union médicale, 1867.)

JACCOUD. — Clinique médicale, 1867.

DUROZIEZ. — Du rétrécissement de la tricuspide. (Gaz. des Hôpit., 4 juillet 1868.)

BUCQUOY. — Leçons cliniques sur les maladies du cœur. (Union méd., 26 janvier 1869.)

SCHIPMANN. — Ueber angeborene Stenose oder Atresie des Ostium dextr. Dissert. Iéna, 1869.

GRISOLLE. — Traité de pathologie interne, 1869.

LÉPINE. — Comptes rendus de la Soc. de Biologie, 1869.

MAHOT. — Des battements du foie dans l'insuffisance tricuspide. Thèse de Paris, 1869.

CRUVEILHIER et M. SÉE. — Traité d'anatomie descriptive, 1871.

MOXON. — Case of ulcerative endocarditis of right heart with sloughing of lungs. (Trans. path. Soc., 1871.)

WIPHAM. — A case of pleurisy with hæmothorax complicated by ulceration of tricuspid and consequent destruction of many of the chordæ tendineæ. (Trans. path. Soc., 1871.)

DUGUET. — De l'apoplexie pulmonaire. Thèse pour l'agrégation. Paris, 1872.

M. RAYNAUD. — Art. Cœur du Nouv. Dict. de Méd. et de Chir. pratiques, 1872.

FRIEDREICH. — Traité des maladies du cœur, traduit par Doyon, pag. 468, 1873.

DEBOVE et CURTIS. — Tumeurs myxomateuses de la tricuspide. (Bull. Soc. anat., 1873.)

HAYDEM. — Coïncident mitral and tricuspidal stenosis. (Dublin Journ. of med. Soc., 1874.)

Marc Sée.—Du fonctionnement des valvules auriculo-ventriculaires. (Arch. de Physiologie, 1874.)

Parrot.—Arch. de Physiologie, 1874.

Potain et Rendu.— Art. Cœur du Dict. encyclop. des Sciences méd., 1875.

A. Mousson. — Case of pulm. and tricuspidal valvular disease. (Brit. med. Assoc., 21 août 1875, pag. 230.

Ch. Leroux. — Rétrécissement et insuffisance mitrale et tricuspide. (Bull. Soc. anat., pag. 64, janvier 1876.)

Marchesi. — Étude sur les altérations de la tricuspide. Thèse de Montpellier, 1877.

Bangel. —Contribution à l'étude des maladies du cœur, 1877.

Brochier. — Thèse de Paris, 1878.

Chiotti. —Il Morgagni, février 1879. (Sopra un caso raro di malattia cardiaca.)

Bucquoy. — Leçons cliniques sur les maladies du cœur, 1879.

Concato. — Giornale della Reale Academia di Torino, 1879.

Jaccoud. — Traité de pathologie interne, tom. I, pag. 773, 1879.

Letulle. — Recherches sur les hypertrophies cardiaques secondaires, 1879.

Sappey. — Traité d'anatomie descriptive.

Morel. — Recherches sur la pathogénie des lésions du cœur droit consécutives à certaines maladies de l'appareil hépatique et gastro-intestinal. Thèse de Lyon, 1880.

Langer. — Endocarditis ulcerosa der tricuspidal und pulmonal Klappen. (Stricker's med. Jahrb. Heft IV, pag. 512, 1881.)

A. Fabre.— Fragments de clinique médicale, pag. 215, 1881.

Féréol. — Atrophie cardiaque consécutive à une endopéricardite ancienne ayant porté principalement sur le ventricule droit. (Union médicale, 19 mai 1881.)

Du Castel. —Rétrécissement et insuffisance mitrale. Rétrécissement tricuspidien. (Soc. anat., 7 janvier 1881.)

Garel. — Note sur un cas de tumeur de la valvule tricuspide. (Revue mensuelle, novembre 1881.)

Gibson. — Hématome valvulaire de la tricuspide. (Journ. of Anat. and Physiol. In Revue de Hayem, juillet 1881.)

Duroziez. — Insuffisance pure de la tricuspide. (Note lue à la Soc. de Méd. de Paris, 12 novembre 1881.)

Davezac. — Rétrécissement et insuffisance de l'orifice tricuspide accompagné de rétrécissement mitral. (Bull. de la Soc. d'Anat. et de Physiol. Bordeaux, 1881.)

Bedford Fenwick. — Du rétrécissement de l'orifice tricuspidien. (Path. Soc. med. Times and Gaz., 29 janvier 1881, et Trans. of the pathol. Society, and Lancet, 1881.)

Duroziez.—Fréquence de la lésion aiguë ou chronique de la tricuspide. (Union méd., 14 mai 1882.)

Lasègue et Grancher. — Technique de la palpation et de la percussion, 1882.

Bidon. — Les dilatations du cœur droit. Thèse de Montpellier, 1882.

Colomiatti. — Arch. italiennes de Biologie, par Emery et Mosso, 30 juin 1882.

Duroziez. — Mitrale et tricuspide. (Union méd., 30 mars 1882.)
— Du souffle tricuspidien à la pointe. (Union médicale, 12 novembre 1882.)

A. Gros.—Troubles et lésions cardiaques chez les phtisiques. Thèse de Montpellier, 1883.

J. Boy. — Du poumon cardiaque. Thèse de Lyon, 1883.

M. Peter. — Traité clinique et pratique des maladies du cœur et de la crosse de l'aorte. Paris, 1883.

Rendu. — De l'influence des maladies du cœur sur les maladies du foie, et réciproque, 1883.

A. Fabre. — Les dilatations du cœur droit, 1883.

C. Paul. — Diagnostic et trait. des maladies du cœur, 1883.

G. Sée.— Maladies du cœur, 2e édition, 1883.

Lépine. — Rétrécissement très prononcé de l'orifice auriculo-ventriculaire droit, coexistant avec une coarctation très étroite de l'orifice auriculo-ventriculaire gauche. (Communic. à la Soc. des Scienc. méd. Lyon, 1883.)

L. Baumel. — Des lésions non congénitales du cœur droit et de leurs effets. Thèse pour l'agrégation. Paris, 1883.

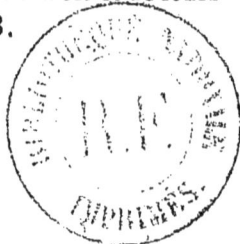

www.ingramcontent.com/pod-product-compliance
Lightning Source LLC
Chambersburg PA
CBHW071256200326

41521CB00009B/1791